LES ACTUALITÉS MÉDICALES

Les

Médications sulfurées

Les
Médications sulfurées

PAR

Le Dʳ J. VINCENT

Médecin consultant à Challes-les-Eaux

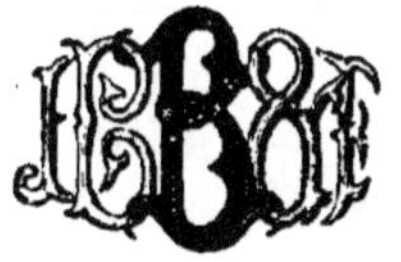

PARIS

LIBRAIRIE J.-B. BAILLIÈRE ET FILS

19, RUE HAUTEFEUILLE, 19

1922

PRÉFACE

Au début de notre pratique thermale, nous avions été frappé de la pauvreté de la littérature médicale relative au soufre : il existait bien un assez grand nombre de monographies sur les eaux sulfureuses, mais elles contenaient surtout l'analyse des sources et les indications des différentes stations, basées sur la clinique thermale et l'expérience de quelques générations de médecins hydropathes. Quant à l'action physiologique et thérapeutique des composés sulfurés, elle était habituellement passée sous silence; les traités de thérapeutique et d'hydrologie étaient aussi pauvres en documents; on connaissait seulement l'action toxique de l'hydrogène sulfuré; on savait aussi, par les expériences de Cl. Bernard, que ce gaz, injecté dans les veines s'éliminait rapidement par le poumon. Astrié, dans sa thèse .(1854), avait fait des recherches intéressantes sur l'action des sulfites et hyposulfites sur le sang.

Mais, aucune idée générale ne se dégageait de ces expériences; il était bien difficile de se faire une opinion sur l'action de la médication sulfurée, et celle-ci paraissait surtout empirique.

Et pourtant, la cure sulfureuse thermale ne paraissait pas seulement avoir, comme on l'écrivait alors, « un champ d'action périphérique, prédominant sur la peau et les muqueuses en connexion avec la peau... s'adressant aux diathèses à caractères fugaces, mobiles et périphériques »; notre expérience thermale nous donnait rapidement la conviction que c'était une médication profonde, reconstituante et tonique: aussi dès 1909, nous avons essayé de combattre deux idées fausses et courantes sur la cure sulfureuse: leur prétendue action congestive et leur prétendue action superficielle. Nos conclusions étaient les suivantes : « La médication sulfureuse *n'est pas excitante par elle-même*; elle ne le devient que par un traitement intempestif ou mal dirigé : elle est seulement *stimulante et tonique*, si elle est sagement surveillée. Tout est question de doses — qu'il faut surtout craindre d'accumuler — de mode d'administration et d'équilibre entre l'absorption et l'élimination des éléments sulfureux. Son action sur l'hémoglobine en fait une médication oxydante, activant la combustion des tissus — véritable action de tirage, en leur fournissant de l'oxygène à l'état naissant — et apportant au sang un élément métalloïde important, le soufre : à ce titre, c'est une *médication reconstituante*, au même rang que les médications arsenicale, phosphorée ou ferrugineuse. »

Plus particulièrement préoccupé de rechercher l'action physiologique du soufre, nous avions publié dès 1907 une « Contribution à l'étude physiologique des eaux sulfureuses ». Le docteur Carron de la Carrière, l'année suivante, lors de sa conférence faite à Challes, avait résumé nos idées personnelles sur ce sujet, comme introduction à l'étude des stations sulfureuses des Alpes, visitées cette année-là par le V. E. M., dont il était l'organisateur.

Encouragé par l'appréciation élogieuse de notre éminent confrère, nous avons cherché, dans les années suivantes, à creuser toujours davantage cette question. Les travaux se sont d'ailleurs succédé depuis cette époque, particulièrement les recherches des professeurs Alb. Robin et L.-C. Maillard, sur la nutrition sulfurée, les études sur les préparations du soufre colloïdal, les relations de la fonction antitoxique du foie avec le soufre, etc...

En 1914, nous avions réuni ces différents éléments et nous espérions publier un travail d'ensemble lorsque survint la guerre. Dès notre retour des armées, nous avons repris la question et écrit un mémoire intitulé : « *Le soufre. Physiologie. Thérapeutique. Hydrologie clinique* »; il a été présenté par le professeur Letulle à l'Académie de Médecine dans sa séance du 11 mai 1920, et récompensé d'une médaille de bronze par le ministre de l'Hygiène, sur la proposition de la Commission des Eaux minérales.

C'est ce travail que nous publions aujourd'hui, *avec quelques additions* : celles-ci portent surtout sur l'élimination rénale du soufre, sur le soufre hépatique comme agent de désintoxication, sur l'action antianaphylactique des composés sulfurés, que l'on pe[...] entrevoir depuis les travaux d'A. Lumière et Chevrotier et sur l'étude des dystrophies sulfurées.

Mais le mémoire original présenté à l'Académie, qui constitue la première partie de notre travail, a été surtout complété par une deuxième et troisième parties, pour en faire un travail d'ensemble.

La deuxième partie comprend l'étude des préparations sulfurées en trois chapitres : soufre métalloïde ordinaire et sulfures; soufre colloïdal; eaux sulfureuses naturelles. C'est, pour ainsi dire, la *spécialisation sulfurée* en thérapeutique.

La troisième partie comprend la *bibliographie du soufre,* aussi complète qu'il nous a été possible de l'établir, et quelques idées sur *les recherches à faire* pour élucider plus complètement le métabolisme du soufre, son action physiologique et thérapeutique.

Car nous n'avons pas la prétention d'avoir épuisé la question, ni celle de lui avoir donné sa forme définitive: nous avons seulement émis des hypothèses personnelles sur l'action du soufre; elles paraissent concorder avec les faits d'expérimentation et la clinique thermale; nous avons donc essayé de faire *œuvre d'actualité* et, comme nous l'écrivions dans notre mémoire à l'Académie, en forme de conclusion : « Cette étude, dont le but était de coordonner les travaux parus sur la médication sulfureuse, surtout depuis quelques années, aura apporté une modeste contribution à la *réhabilitation du soufre* que des voix plus autorisées que la nôtre avaient déjà prononcée et dont l'emploi avait paru surtout empirique jusqu'à nos jours. Nous avons essayé, en étudiant l'action complexe et intime de ce métalloïde, de dégager « une idée directrice » en biologie et en thérapeutique thermale; d'autres travaux seraient nécessaires pour compléter cette étude. Nous pouvons néanmoins tirer de celle-ci la conclusion que la médication sulfureuse, venue après les médications ferrugineuse, phosphorée et arsenicale, est aussi une *médication reconstituante* au premier chef, parce qu'elle fournit aux tissus un élément métalloïde important dont ils ont besoin pour se constituer : le soufre. »

Notre effort serait largement récompensé si ce travail pouvait susciter des discussions et des recherches originales; nous avons d'ailleurs l'intention de « tenir à jour » la question du soufre, par une publication périodique, « La médication sulfurée », qui serait, pour ainsi dire, une revue générale et analytique des travaux sur le soufre et pour laquelle nous faisons, dès maintenant, appel au concours éclairé de tous ceux que cette étude intéresse. Nous espérons ainsi placer l'étude de la crénothérapie sulfureuse sur une base scientifique sérieuse et faire œuvre utile pour les nombreuses stations sulfurées françaises qui constituent une richesse thermale unique au monde.

APERÇU HISTORIQUE

Il semble bien que l'antiquité n'a pas méconnu certaines propriétés médicales du soufre : déjà, dans la Genèse, Moïse signale la pluie de soufre tombant sur Sodome et Gomorrhe, les villes dépravées, et, comme le fait remarquer le docteur Ferras, « l'allusion à ses effets antiputrides, ne pouvait être plus directe ».

Les Grecs l'avaient qualifié de divin « Θειον » et ses propriétés utilisables en hygiène ne leur avaient pas échappé : Homère parle, en effet, d'Ulysse purifiant sa demeure au moyen de soufre et d'Achille rendant sa coupe plus pure de la même façon. Les qualités parasiticides du soufre sont très appréciées par Aristote. Galien envoyait les phtisiques respirer les émanations des solfatares en Sicile et recommande le soufre contre les plaies provoquées par les animaux venimeux. Les anciens Carthaginois en mettaient dans leurs tombes, peut-être pour conserver les corps.

C'est surtout Dioscoride, en Grèce, et Pline, chez les Latins, qui nous ont légué les indications les plus nombreuses du soufre : déjà ils le recommandaient contre les dartres et les affections des voies respiratoires, surtout chez les malades à haleine fétide (ozène ou bronchites putrides). On sait que les Romains avaient édifié de somptueux thermes à peu près partout où il existe des sources sulfureuses.

Au Moyen Age, les alchimistes ont peut-être entrevu l'importance du soufre, puisqu'ils admettaient que, dans toute créature, coexistent trois principes dont l'un actif, le soufre ; l'autre passif, le mercure, le dernier neutre, le sel. Mais, pendant cette longue période, les eaux sulfureuses sont complètement délaissées ; ce n'est qu'au xvi° siècle qu'elles reconquirent quelque renommée, lorsque les soldats béarnais, blessés à la bataille de Pavie, furent conduits à Barèges, sur les ordres de Jean d'Albret ; de cette époque, date leur renommée d' « eaux d'arquebusades », qui s'étendit aussi aux Eaux-Bonnes.

Vers la fin du xvii° siècle, le séjour à Barèges de Louvois, puis de Mme de Maintenon qui y conduisit le jeune duc du Maine, sur ordonnance de Fagon, médecin de Louis XIV, leur rendirent aussi quelque célébrité. Mais c'est surtout la lignée des Bordeu au xviiie siècle, et, à une époque plus rapprochée, des hydrologues célèbres, tels que Guéneau de Mussy et Pidoux qui, par leurs publications, attirèrent l'attention du corps médical sur les vertus des eaux pyrénéennes, particulièrement dans le traitement des affections des voies respiratoires.

Néanmoins, ce n'est que depuis quelques années seulement que le soufre semble avoir reconquis une place méritée en thérapeutique, particulièrement depuis les travaux des professeurs Albert Robin et Maillard sur la nutrition sulfurée et depuis la présentation de préparations de soufre colloïdal, auxquelles on attribue généralement des propriétés plus actives qu'aux solutions artificielles de monosulfures et qu'aux eaux sulfureuses naturelles, seules utilisées jusqu'alors.

Aussi bien, l'emploi forcément limité de celles-ci à cause de leur facile altération, leur faible minéralisation habituelle, leurs résultats reconnus seulement dans une saison thermale — où l'on faisait jouer un rôle important à d'autres éléments minéraux que le soufre, ainsi qu'à l'altitude, l'ambiance thermale, les distractions, etc. — enfin, leur action physiologique mal connue, expliquaient l'indifférence générale à l'égard du soufre et l'on pouvait écrire, assez récemment : « qu'à notre époque, l'importance trophique de ce médicament si en faveur, par tradition, dans l'opinion publique, n'est vraiment appréciée que des médecins s'occupant plus spécialement des maladies cutanées et des affections des voies respiratoires. » (J. Ferras.)

LES
MÉDICATIONS SULFURÉES

PREMIÈRE · PARTIE

PHYSIOLOGIE — THÉRAPEUTIQUE
HYDROLOGIE CLINIQUE

I

IMPORTANCE TROPHIQUE DU SOUFRE

Le rôle trophique du soufre a été entrevu, du jour où l'on a reconnu que les substances albuminoïdes « celles qu'il n'est plus permis aujourd'hui d'appeler quaternaires », contenaient d'autres corps que l'oxygène, l'hydrogène, le carbone et l'azote. On a reconnu que ces quatre éléments sont insuffisants à l'entretien de la vie, et pour l'homme, en particulier, on compte au moins dix-huit corps chimiques nécessaires à son existence; cette liste n'est probablement pas close encore et s'allongera vraisemblablement avec des recherches nouvelles.

On a ainsi étudié successivement la circulation du phosphore et de l'arsenic et assigné respectivement à chacun de ces éléments leur place normale dans la constitution des tissus. Or, le soufre existe dans l'organisme en quantités plus considérables que l'arsenic; « il se place même avant le phosphore par sa masse, la généralité de sa diffusion, la variété et la délicatesse des réactions vitales auxquelles il prend part et il est certainement le pivot autour duquel se produit toute une série de réactions chimiques importantes ».

Son importance trophique résulte de deux ordres de faits : 1° il fait partie intégrante des matières albuminoïdes ; 2° il fait partie intégrante de l'oxyhémoglobine.

1° Il fait partie intégrante des matières albuminoïdes du corps humain. — Celles-ci, on le sait, sont formées par une série d'acides aminés contenant un noyau sulfuré. Parmi les albuminoïdes, un seul groupe de substances ne contient pas de soufre : ce sont les protamines, qu'on peut considérer comme des matières protéiques rudimentaires ou embryonnaires ; on ne les rencontre d'ailleurs que dans la tête des spermatozoïdes de certaines espèces de poissons où la simplification chimique de leurs molécules répond à la réduction morphologique que subira la cellule sexuelle. En tout cas, chez l'homme, on n'a jamais signalé, dans aucun tissu, aucune espèce d'albuminoïde qui ne contienne pas du soufre.

La teneur en soufre des diverses matières protéiques est d'ailleurs *variable avec leur espèce ;* la plupart en contiennent 1 à 2 p. 100 ; certaines, comme les kératines du revêtement épidermique, exigent au moins 5 p. 100 de soufre. Le tableau ci-dessous indique les albuminoïdes du corps humain les plus riches en soufre et leur teneur, suivant les auteurs :

Nucléoglycoprotéide du pancréas	7,728 p. 100.		Hammarsten.
Kératine des cheveux..........	5,00	—	Van Laar.
Kératine des ongles...........	2,80	—	Mülder.
Kératine du tissu nerveux......	2,24	—	Kühne.
Amyloïde normal de l'aorte....	2,3	—	Neuberg.
Mucoïde de la cornée..........	2,07	—	Mœrner.

Sous quelle forme existe le soufre dans la molécule des albuminoïdes ? — Sous une forme probablement polymorphe ; mais la principale est certainement représentée par le groupement moléculaire de la *cystéine* : c'est une thioalanine ou amino-acide sulfuré d'où paraissent dériver tous les produits de désassimilation du soufre des substances albuminoïdes. Les recherches de Mœrner, Suter, etc. semblent démontrer que la plupart des matières protéiques (kératines, sérumalbumine, sérumglobuline) ne contiendraient le soufre que sous la forme exclusive de cystéine ou de cystine qui en dérive, substances nettement caractérisées, bien cristallisées et contenant : la première, 26,45 p. 100 de soufre ; la seconde, 26,67. Remarquons que ce soufre de cystine ou de cystéine se présente en combinaison du genre des sulfures, entièrement exempt d'oxygène et d'une grande instabilité.

Au moment de la désassimilation des susbtances protéiques de nos tissus, le soufre est donc mis en liberté habituellement sous forme de cystine ou de cystéine, mais celle-ci ne s'élimine pas directement par la voie rénale. A part le phénomène de la cystinurie, dont nous parlerons plus loin, elle subit, avant d'être éliminée, toute une série de transformations qui ont *pour effet de fixer progressivement de l'oxygène sur le soufre* qu'elle contient : ces oxydations successives l'amènent ainsi à la forme sulfitique, puis sulfatique. Ces passages ont pu être réalisés artificiellement dans les expériences de Friedmann : par oxydation de la cystéine sous l'action du brome, on obtient de l'acide cystéinique et celui-ci se dédouble ensuite en acide carbonique et *taurine*.

La taurine (dérivé par oxydation de la cystéine), composé riche en soufre (25 p. 100), forme, par conjugaison avec l'acide cholalique, dans le foie, le taurocholate de sodium qui, déversé par la bile dans le duodénum, joue un rôle important dans la digestion intestinale, notamment en ce qui concerne les graisses. L'acide taurocholique lui-même doit être résorbé dans l'intestin, car on ne retrouve dans les fèces la taurine, ni à l'état libre, ni combinée; il est donc possible que la taurine retourne au foie par la voie des veines mésentériques et de la veine porte et qu'elle soit reprise en partie pour intervenir de nouveau dans la synthèse de l'acide taurocholique. Il y aurait donc un véritable circuit fermé du soufre hépatique dont nous verrons l'importance comme agent de désintoxication.

Le soufre se présente dans le *tissu cartilagineux* sous une autre forme : celle d'*acide chondroïtine-sulfurique*. La chondrine que l'on obtient en soumettant à l'ébullition avec de l'eau le tissu cartilagineux, et que l'on considérait autrefois comme une substance définie, ne serait, en effet, d'après les recherches de Schmiedeberger, qu'un mélange de gélatine et d'acide chondroïtine-sulfurique, celui-ci étant formé par l'union d'un complexe organique avec les éléments de l'acide sulfurique; il doit d'ailleurs son nom au fait qu'une hydrolyse ménagée le dédouble en acide sulfurique et en une substance spéciale nommée chondroïtine.

Les *protagons*, retirés du cerveau par Liebreich renferment aussi du soufre, en même temps que du phosphore. On trouve d'ailleurs dans le cerveau d'autres composés soufrés : suivant Petrowsky, la substance grise contient 1,23 et la susbtance blanche 1,07 de kératine, riche en soufre.

La *jécorine*, découverte par Drechsel dans le foie, puis dans la rate, les muscles, le cerveau, le sang, est aussi une substance sulfurée (et phosphorée, se rapprochant ainsi des lécithines et surtout des cérébrines).

Il n'est pas jusqu'aux *ferment digestifs qui ne contiennent aussi du soufre* : on en trouve dans la trypsine de Lœw, suivant Armand Gautier. Le ferment inversif ou sucrase contient 0,63 p. 100 de soufre, suivant Barth, et la diastase du malt, 3,16, suivant Zalkowski.

La *substance amyloïde*, qui existe normalement dans la *paroi des vaisseaux*, particulièrement celle des grosses artères, est riche en soufre (2,3 p. 100) et semble assez voisine des substances amyloïdes de divers organes atteints de cette dégénérescence spéciale, dite amyloïde (de 1,8 à 2,8 p. 100 de soufre).

Signalons enfin que *tous les liquides de l'organisme contiennent du soufre* à l'état minéral; par exemple, les sulfates du sérum sanguin. Nous pouvons donc conclure que « l'absence du soufre est la mort de la cellule par inanition ».

2° Le soufre fait partie intégrante de l'oxyhémoglobine. — Sa présence ici nous paraît de première importance. En tout cas, le soufre entre dans la composition de l'oxyhémoglobine en proportions plus élevées que le fer, le seul élément dont on parle lorsqu'il s'agit de régénération des globules rouges. Voici, suivant les différents auteurs, les proportions respectives du soufre et du fer dans l'oxyhémoglobine cristallisée et sèche, chez les différents animaux et chez l'homme.

	Soufre	Fer	
Poulet	0,857	0,335	A. Jacquet.
Porc	0,66	0,43	Otto.
Cheval	0,65	0,47	Kossel.
Oie	0,59	0,43	H. Seyler.
Cochon d'Inde ..	0,58	0,48	H. Seyler.
Chien	0,568	0,336	H. Jacquet.
Bœuf	0,45	0,40	Hüffner.
Homme	0,6	0,4	Hugouneneq.

Nous n'irons pas jusqu'à conclure que la proportion élevée de soufre dans le sang du poulet explique sa mâle vigueur et que sa faible quantité crée la lenteur du bœuf ; néanmoins, on a trop oublié, à notre avis, la présence du soufre dans l'oxyhémoglobine et, comme nous l'écrivions dès 1909 : « Cet élément ne doit pas jouer ici le rôle de simple figurant ; il a évidemment un rôle aussi important que le fer dans la constitution moléculaire et dans la fonction biologique de l'hémoglobine. »

II

MÉTABOLISME DU SOUFRE

Pour étudier la circulation du soufre, il faut considérer, comme nous l'avions fait dans un travail précédent : 1° ses voies d'absorption ; 2° ses voies d'élimination ; 3° chercher son action intermédiaire, entre son entrée et sa sortie. En schématisant ainsi le métabolisme du soufre, nous mettrons au moins un peu d'ordre dans l'ensemble de faits déjà acquis qui permettent d'entrevoir les réactions multiples de ce métalloïde et de ses composés ; mais nous reconnaissons dès maintenant que des recherches nouvelles sont nécessaires pour bien préciser son action physiologique.

Notre étude est basée sur des expériences de laboratoire — particulièrement le chapitre de l'élimination du soufre par les voies pulmonaire et rénale — et sur l'action physiologique d'une eau sulfureuse naturelle prise comme type, celle de Challes, que nous connaissons particulièrement, qui est la plus minéralisée de toutes (o gr. 53 d'éléments sulfurés par litre), et qui constitue un mélange complexe de monosulfures (à base de sodium), de sulfhydrates, de polysulfures et d'hyposulfites ; elle contient en plus une certaine quantité d'hydrogène sulfuré à l'état libre. Il est difficile d'ailleurs, dans cette étude, sinon impossible et inutile, de séparer ces divers éléments sulfurés qui *aboutissent en définitive à un corps commun, l'hydrogène sulfuré, qui semble bien être l'élément véritablement actif de la médication.* Mais, nous laisserons volontairement de côté l'action des éléments minéraux autres que le soufre (chlorure, bromure, iodure, silicates) qui ne rentre pas dans le cadre de ce travail.

1. — VOIES D'ABSORPTION

On a considéré pendant longtemps la voie stomacale comme la seule voie d'absorption du soufre et on refusait à la muqueuse pulmonaire et à la peau un rôle d'absorption ; celle-ci est pourtant démontrée pour l'hydrogène sulfuré, l'élément le plus important des eaux sulfureuses.

I. — **Voie digestive.** — On admet classiquement que l'eau sulfureuse, prise en boisson, subit immédiatement *dans l'estomac* l'action du suc gastrique. L'acide chlorhydrique décompose les monosulfures et sulfhydrates en chlorure et en H^2S.

Si l'eau contient des polysulfures, il se produit aussi de l'hydrogène sulfuré et de plus du soufre libre. La réaction de l'HCl sur les hyposulfites ne donne lieu ni à de l'H^2S, ni à du soufre, mais seulement à de l'acide hyposulfureux. Nous verrons, dans l'étude des préparations de soufre colloïdal que cette réaction de l'HCl sur les hyposulfites peut néanmoins donner du soufre, au moyen de certains artifices. Avec tous les composés sulfurés (excepté les hyposulfites), il y a donc formation de deux corps: un chlorure (de sodium ou de calcium, suivant que l'eau est sulfurée sodique ou sulfurée calcique) et de l'H^2S.

L'H^2S ainsi formé, ainsi que celui qui peut être contenu à l'état libre, dissous dans l'eau minérale, passe dans l'intestin grêle et dans la veine cave, par les radicules de la veine porte, puisque nous le retrouverons dans les voies d'élimination, notamment le poumon et la peau. Il est permis de concevoir que si l'action de l'HCl est trop brusque (lorsqu'il existe en excès dans le suc gastrique) et si la formation d'H^2S est trop considérable, une partie de ce gaz ne pourra se dissoudre dans le liquide provenant du chimisme stomacal — un volume d'eau n'absorbe que 3 v. 58 d'H^2S — et sera vraisemblablement rejeté sous forme d'éructations gazeuses à odeur d'œufs couvés : c'est effectivement ce qui se passe chez les hyperchlorhydriques, au cours de la cure sulfureuse.

L'absorption de l'H^2S peut aussi se faire très rapidement par *la muqueuse rectale* : Cl. Bernard, injectant une solution d'H^2S dans le rectum d'un chien, décelait ce gaz en moins d'une minute dans sa respiration, par un papier imbibé d'une solution d'acétate de plomb, qui noircit au contact de l'H^2S.

C'est sur cette absorption rapide par le rectum que Bergeon, de Lyon, avait basé sa médication du lavement sulfhydriqué dans la tuberculose pulmonaire : deux fois par jour, il donnait à ses malades des lavements de 4 à 5 litres d'acide carbonique ayant barboté dans 500 grammes d'eau de Cauterets (source César) et, dans l'air expiré, il retrouvait, sous forme d'H^2S, une grande partie du soufre absorbé par l'intestin. Ce mode d'administration est à retenir, dans les cas où l'intolérance gastrique ne permettrait pas l'administration de l'eau sulfureuse par la voie stomacale, ce qui est d'ailleurs rare.

II. — **Voie pulmonaire.** — Les sels minéraux dissous dans l'eau sulfureuse ne peuvent évidemment pas être absorbés par cette voie. Rationnellement, seul un corps gazeux peut se comporter, au niveau de l'alvéole pulmonaire, de la même façon que les autres gaz tels que l'oxygène et l'oxyde de carbone, qui se combinent à l'hémoglobine et sont entraînés dans la circulation.

L'H^2S peut-il donc être absorbé par le poumon ? On a méconnu longtemps cette voie d'absorption du gaz sulfhydrique et l'on expliquait par un effet de fomentation sur la muqueuse pulmonaire les heureux effets produits par l'inhalation ou le humage sulfureux. Mais les expériences faites par Le Juge de Segrais et Hanriot, à Luchon, ont montré que, dans la pratique du humage, l'H^2S 'est absorbé dans la proportion de 45 à 52 p. 100, c'est-à-dire *sensiblement la moitié de la quantité inhalée.* Cette voie de pénétration n'est donc pas à négliger ; elle est d'ailleurs largement utilisée aux stations sulfureuses, dans les pratiques de l'inhalation et des pulvérisations.

III. — **Voie cutanée.** — Elle a été employée, surtout expérimentalement, *avec les préparations de soufre colloïdal,* en injections hypodermiques, de solutions titrées à 1 p. 1.000. Cette méthode sera exposée dans la deuxième partie de ce travail.

Appliquée aux *eaux sulfureuses,* la méthode hypodermique ne peut être qu'une *méthode d'exception,* à cause de la nécessité qu'elle comporte d'employer l'eau loin de la source, de la stériliser et de l'isotoniser : ces opérations doivent lui faire perdre une partie de ses propriétés. Le docteur Dresch, d'Ax-les-Thermes, qui avait expérimenté les injections sous-cutanées d'eau sulfureuse, a abandonné ce mode de traitement à cause de la réaction facilement excessive de l'injection soufrée.

Mais, en pratique thermale, le bain *sulfureux permet l'absorption directe de l'H²S à travers la peau*, suivant les expériences déjà anciennes de Chaussier, Lebkühner, Nysten, Nadden, Orfila. Les bains de vapeur sulfureuse donnent aussi d'excellents résultats (étuves naturelles de Luchon, appareils Berthollet d'Aix, Berthe d'Uriage). Suivant Emery et Chatin, la peau, décapée et amollie par la vapeur, se laisse traverser par l'hydrogène sulfuré qui pénètre ainsi directement dans l'organisme.

Peut-être, est-ce au dégagement lent de ce gaz sulfhydrique au contact de la sécrétion sudorale et à son absorption transcutanée qu'on peut rapporter les observations de Fürster et O'Connor dans le traitement du rhumatisme chronique et de la sciatique, soignés par eux à l'aide du soufre en poudre laissé en contact prolongé sur les parties douloureuses. Nous-même, avons connu des baigneurs qui, de bonne foi, nous ont déclaré avoir obtenu d'excellents résultats dans ces affections, par l'application « *loco dolente* » de sachets remplis de soufre : cette pratique parait même assez habituelle en Suisse.

IV. — **Voie intra-veineuse.** — Elle n'a été employée qu'avec des préparations de soufre colloïdal et surtout expérimentalement chez des animaux de laboratoire : nous renvoyons donc le lecteur à la deuxième partie de ce travail, où sont exposées ces expériences.

2. — VOIES D'ÉLIMINATION

Comment sort le soufre de l'organisme et sous quelles formes ?

I. — **Voie pulmonaire.** — Il s'élimine d'abord rapidement au niveau de la muqueuse pulmonaire *sous forme d'H²S* : la preuve en est fournie par l'expérience de Cl. Bernard, décrite plus haut, à la suite d'injection d'H²S par le rectum, chez le chien.

Elle est complétée par une autre expérience du même auteur (1857) : injectant 32 centimètres cubes d'H²S dans le bout tourné du côté du cœur de la jugulaire d'un chien, il vit que l'exhalation suit immédiatement l'injection, ainsi qu'on s'en assure par le noircissement d'un papier imbibé d'acétate de plomb placé sous les narines de l'animal.

Sabbatani et G. Duhamel, injectant une solution de soufre colloïdal dans la veine marginale de l'oreille, chez le lapin, retrouvent aussi le soufre éliminé, sous forme d'H^2S, par les voies respiratoires, dès la fin de l'injection intra-veineuse.

En thérapeutique thermale, l'élimination du gaz sulfhydrique est démontrée par les expériences de Bergeon et de Le Juge de Segrais, précédemment exposées ; elle est rendue évidente par l'odeur sulfureuse manifeste de l'air expiré et par la réaction du papier à l'acétate de plomb, si les doses d'eau sulfureuse ingérées sont suffisantes.

II. — **Voie cutanée.** — La physiologie a démontré que *l'hydrogène sulfuré s'élimine également par la peau* ; il est alors mélangé dans la secrétion sudorale aux gaz azote, acide carbonique et à la vapeur d'eau.

Nous ignorons si le soufre s'élimine sous d'autres formes par cette voie, par exemple, en combinaison identiques à celles qu'on trouve dans l'urine.

III. — **Voie intestinale.** — *L'H^2S* s'élimine aussi par les matières fécales, leur donnant une odeur sui-generis.

On retrouve en outre, dans l'intestin, des *mercaptans*, des *sulfites* en petites quantités, et même des *sulfates* (indiquant une oxydation complète du soufre), suivant les expériences déjà anciennes de Wöhler (1824).

Notons, enfin, par cette voie d'élimination, la présence de *sulfure de fer* ; nous verrons plus loin comment on peut expliquer sa présence, d'après les expériences de Roth.

IV. — **Voie urinaire.** — Nous ne connaissons pas de travaux sur les variations du soufre urinaire au *cours d'une cure thermale* ; nous savons seulement que *l'on ne retrouve jamais de sulfures dans l'urine* des personnes soumises à la cure de boisson sulfureuse ; effectivement, les urines ne noircissent jamais par l'acétate de plomb (expériences personnelles de Bonjean sur l'eau de Challes, 1843). C'est donc la preuve que les sulfures ont été entièrement décomposés. Mais on trouve, par cette voie d'élimination, une assez forte proportion d'hyposulfites et des sulfates : ce sont des éléments du soufre plus ou moins oxydés.

Les variations du soufre urinaire, à la suite d'ingestion de *soufre colloïdal*, ont été étudiées expérimentalement par le professeur Maillard ; on en trouvera l'exposé plus loin dans la deuxième partie de ce travail.

La question du *soufre urinaire provenant de l'alimentation* reste encore entourée de bien des obscurités. Elles mériterait d'être mieux précisée par des recherches expérimentales. Nous allons essayer d'en dégager les lignes essentielles.

Dans l'alimentation ordinaire, *l'élimination du soufre par la voie rénale est la plus importante* et représente 2 gr. 50 à 3 grammes par jour. Elle se fait sous trois formes : 1° soufre acide (calculé en acide sulfurique) ou complètement oxydé sous forme de sulfates; 2° soufre neutre ou incomplètement oxydé; 3° soufre conjugué.

Le rapport entre les quantités de sulfates et les sulfo-conjugués est, à l'état normal, comme 10 à 1, suivant Van der Velden; mais des recherches comparatives de Baumann et Herter ont montré que ce rapport est, chez l'homme normal, tantôt inférieur et tantôt supérieur.

Soufre complètement oxydé. — Il semble bien que la destinée inéluctable du soufre dans l'organisme est de subir un processus d'oxydation graduelle et toujours plus avancée, qui, le saturant d'oxygène, le conduit à « un résidu minéral biologiquement inerte » (Maillard). Cet auteur en conclut d'ailleurs que l'utilisation du soufre par l'organisme semble d'autant plus facile qu'il s'agit d'un composé moins oxygéné, puisque le soufre ne peut jamais revenir en arrière.

Il est certain, en tout cas, que c'est dans une forte proportion (80 p. 100) que le soufre ingéré dans les aliments est éliminé par les urines, après oxydation complète, sous forme de sulfates alcalins ou alcalino-terreux.

Soufre neutre ou incomplètement oxydé. — Suivant Noorden, il représenterait 14 à 20 p. 100 de la quantité totale du soufre urinaire; cet auteur trouve ce chiffre supérieur chez les végétariens et inférieur chez les carnivores. D'après Müller, le chiffre augmente dans l'inanition, dans l'ictère aigu et dans le métabolisme exagéré des albumines. Salkowski estime à 0 gr. 20 la quantité de soufre neutre éliminée par jour.

Quelle est son origine ? Lépine, Wohlgemuth, Bergmann, etc. ont soutenu que la taurine de la bile constituait l'origine du soufre neutre et proviendrait, en somme, indirectement de l'albumine; amené par la bile dans l'intestin, il y serait résorbé, puis éliminé par les reins.

On doit ranger dans la classe du soufre neutre des combinaisons sulfuriques organiques et inorganiques, comme, par exemple, les sels hyposulfuriques, le sulfocyanate de potasse de la salive, la cystine, cystéine et son dérivé la taurine, ainsi que toute une série de produits d'oxydation intermédiaire des protéines, comme les acides uroprotéiques et alloxyprotéiques.

Soufre conjugué. — Physiologiquement, la sulfo-conjugaison est la combinaison avec un élément sulfuré des amino-acides de la série aromatique à fonction phénolique (phénol ordinaire, paracrésol, pyrocatéchine, indol d'où dérive, par oxydation, l'indoxyl). Ces phénols, produits par l'attaque dans l'intestin, des bactéries sur les matières albuminoïdes, sont hautement toxiques et produisent à la longue, par introduction dans la circulation, même à petites doses, des accidents graves (céphalée, arythmie cardiaque, hypertension, neurasthénie, artério-sclérose, sclérose du foie, du rein, etc.). Ces faits sont bien connus depuis les travaux de Metchnikoff. Au contraire, les sulfo-éthers urinaires provenant de la sulfo-conjugaison (phénylsulfates, indoxylsulfates) sont peu toxiques et l'on voit ainsi l'importance de cette combinaison, comme agent de désintoxication.

Comment se produit la sulfo-conjugaison ? Suivant Baumann et Brieger, *l'union des phénols se ferait avec l'acide sulfurique lui-même*, préformé dans le foie, par un phénomène de déshydratation tout à fait identique au mécanisme habituel de l'éthérification ; cette hypothèse n'est nullement démontrée, mais elle était admise dans tous les ouvrages classiques jusqu'aux travaux de Maillard.

Pour cet auteur, la sulfo-conjugaison pourrait résulter simplement de *l'union des phénols avec la taurine* du foie, sans qu'il soit nécessaire de passer par l'acide sulfurique. Maillard admet même qu'il n'est peut-être pas nécessaire que le soufre parvienne à l'état sulfitique (qu'il possède dans la taurine), la conjugaison pouvant se faire directement *par fixation du soufre non oxygéné* (soufre colloïdal, sulfures, H^2S) sur les molécules aromatiques. Ce n'est qu'ultérieurement que, suivant sa destinée fatale, le soufre ainsi conjugué s'oxyderait, se saturerait d'oxygène pour s'éliminer sous forme d'éthers sulfuriques. On peut donc concevoir que ce terme ultime d'oxydation complète ne soit pas atteint et que la sulfo-conjugaison reste inachevée, si le soufre se trouve en exceptionnelle abondance dans l'organisme : effectivement, dans ses expériences sur le lapin, M. Maillard trouve qu'une fraction du soufre ingéré, voisine de la moitié, s'élimine à l'état de composés non sulfuriques, de soufre neutre ou incomplètement oxydé (les sulfates minéraux ne rentrant dans le total que pour une fraction voisine de la 1/2 ou des 2/3).

La conclusion de l'étude de la sulfo-conjugaison, c'est que la fonction de *défense de l'organisme contre l'intoxication phénolique repose toute entière sur le soufre*, que celui-ci provienne par la cystéine (et la taurine qui en dérive) des matières albuminoïdes de l'alimentation ou par le soufre non oxygéné que la thérapeutique nous offre sous une forme assimilable, pour renforcer la défense par sulfo-conjugaison, lorsque celle-ci est déficiente.

Avant de quitter la voie d'élimination rénale, il faut signaler dans l'urine des personnes soumises à la cure sulfureuse, des éléments qui n'ont rien d'un noyau soufré, mais qui sont l'indice d'une oxydation plus complète des matériaux azotés ; nous les appellerons *matériaux témoins* du *coefficient d'oxydation*.

L'eau sulfureuse produit d'abord, au début de la cure, une diurèse abondante et la polyurie dépasse ordinairement 2 litres par jour ; elle s'accompagne d'une augmentation de la densité urinaire et, par conséquent, du taux des matières extractives : on note tout particulièrement l'abondance de l'acide urique et des urates (expériences de Cathelineau). Au bout de six-huit jours, quand l'évacuation urique est terminée, on *observe une augmentation persistante de l'urée éliminée* et l'élévation du rapport $\dfrac{\text{azote uréïque}}{\text{azote total}}$ qui indique que les produits albuminoïdes sont plus complètement oxydés. Le docteur Andral, en 1883, avait déjà signalé une augmentation de la quantité d'urée dans les urines des malades à nutrition retardée, lorsqu'ils font usage d'eau sulfureuse en boisson (Source Vieille d'Eaux-Bonnes) ; en même temps, il avait observé que les cristaux d'acide urique, plus nombreux au début de la cure (par effet diurétique de l'eau) étaient presque disparus à la fin de celle-ci. Henri Byasson, dans une série d'expériences bien conduites, a obtenu les mêmes résultats avec de l'eau de Cauterets. On ne saurait d'ailleurs invoquer, pour expliquer ces faits, une désintégration cellulaire, car, parallèlement à l'augmentation de l'urée, il y a diminution du rapport $\dfrac{\text{soufre conjugué}}{\text{soufre total}}$, diminution des phosphates et augmentation des chlorures: ces derniers proviennent peut-être de la décomposition des sulfures par l'HCl de l'estomac, la réaction donnant lieu, comme nous l'avons vu, à de l'H_2S et à un chlorure de calcium ou de sodium, suivant que l'eau est sulfurée calcique ou sulfurée sodique.

3. — ACTION INTERMÉDIAIRE ENTRE LES VOIES D'ABSORPTION ET LES VOIES D'ÉLIMINATION

Nous avons laissé l'hydrogène sulfuré dans la veine cave, après absorption dans l'intestin et son passage dans le foie. Que devient-il ensuite? Cl. Bernard, dans son expérience de l'injection de l'H_2S dans la jugulaire du chien, du côté tourné du côté du cœur, c'est-à-dire au point où nous reprenons maintenant la circulation du soufre, admettait que tout le gaz sulfhydrique était rejeté à son passage dans le poumon et qu'aucune partie ne pénétrait dans la grande circulation.

Mais le docteur Laborde, ayant repris ces expériences, a reconnu que la totalité du gaz H_2S n'était pas immédiatement expirée et qu'une autre partie, minime il est vrai, mais reconnaissable à l'examen spectroscopique, se retrouvait dans les artères : elle avait donc passé par le cœur gauche.

Quelle est son action dans la grande circulation? On peut lui reconnaître au moins deux effets et en soupçonner un troisième : action sur le bulbe, action sur l'oxyhémoglobine et, peut-être, action antianaphylactique.

I. — **Action sur le bulbe rachidien.** — L'H_2S exerce d'abord une action directe, élective, en quelque sorte, sur le bulbe, *particulièrement sur les fibres d'origine du nerf vague.* « Les modifications que subit le bulbe à ce contact, se traduisent, dans les faits expérimentaux, organiquement par une lésion constante de nature vasculaire et hyperémique et fonctionnellement par des troubles respiratoires, tels que le *ralentissement, la suspension et même l'arrêt définitif de la respiration, avec persistance des battements du cœur,* plus ou moins affaiblis pendant un certain temps » (Laborde). Cette action directe de l'H_2S sur le centre respiratoire est donc analogue à celle de l'acide carbonique contenu dans le sang et par laquelle il excite automatiquement le centre respiratoire pour régler, par le mécanisme de la respiration, les échanges gazeux qui se passent au niveau du poumon.

II. — Action sur la combustion des tissus. — Cette action, des plus importantes, à notre avis, est basée sur l'affinité de l'H²S pour l'hémoglobine: ce gaz est un *réducteur de l'oxyhémoglobine* : mis au contact du sang, celui-ci perd sa coloration rosée, prend une teinte noirâtre de sang veineux, et les expériences de Fumouze (1871) ont montré que les deux bandes normales α et β de l'oxyhémoglobine, situées entre D et E du spectre d'absorption, se confondent en une seule qui est la bande d'hémoglobine réduite de Stockes. Cette *affinité de l'H²S est plus grande que celle de l'oxygène* pour l'hémoglobine; elle est comparable à celle de l'hydrogène ou du sulfhydrate d'ammoniaque (qui est aussi un réducteur de l'oxyhémoglobine, probablement par son hydrogène sulfuré).

Cette expérience « *in vitro* » est complétée par une démonstration « *in vivo* » due à Marcel Labbé. Sur la demande de Lavarenne, il a pratiqué, à Luchon, des examens du sang de sujets soumis au humage (qui est physiologiquement un mode d'absorption de l'H²S par la voie pulmonaire) ; il a constaté que *l'activité de réduction de l'oxyhémoglobine était augmentée:* chez un premier sujet sain, ayant 19 p. 100 d'oxyhémoglobine, le humage a toujours augmenté l'activité de réduction ; celle-ci, qui était de 0,67 à 0,87, par conséquent inférieure à la normale (c'est-à-dire à l'unité), s'élevait, après le humage, au-dessus de la normale et atteignait 1,08 à 1,18; chez le second sujet, légèrement anémié, l'activité de réduction, au bout de quelques jours de traitement, s'élevait après les séances de humage et montait à 1,03. Cette activité de réduction augmentée par le humage, a été constatée aussi par Simon et Ameuille dans la *cure de boisson*, à Uriage: elle est nettement positive, mais peu marquée, suivant ces auteurs, ce qui n'a rien d'étonnant, à cause de la faible sulfuration de l'eau d'Uriage (1 centigramme d'H²S par litre) ; avec une eau plus riche en hydrogène sulfuré, l'expérience serait vraisemblablement plus concluante et l'activité de réduction plus marquée.

Quelles conclusions tirer de ces faits ? Rappelons d'abord que l'activité de réduction de l'oxyhémoglobine mesure réellement l'activité des échanges respiratoires entre le sang et les tissus en leur facilitant l'utilisation de l'oxygène : l'H^2S, *absorbé dans la circulation, favorise donc les oxydations cellulaires.* Mais, à notre avis, son action peut être tout à fait différente, suivant ses doses et ses voies d'absorption: s'il est inhalé par la voie pulmonaire en trop grande quantité, il se fixera sur l'hémoglobine au niveau du poumon plus facilement que l'oxygène, créant une véritable anoxhémie et privant le sang d'un élément nécessaire à la combustion des tissus; cette action sera moins dangereuse si l'atmosphère inhalée est peu riche en H^2S (comme dans le humage). Par contre, si l'H^2S pénètre dans la circulation par une autre voie que la voie pulmonaire, il rencontrera un sang préalablement oxygéné au niveau du poumon; il forcera seulement l'oxyhémoglobine à céder plus rapidement son oxygène aux tissus (peut-être en prenant la place de celui-ci); il activera l'oxydation des tissus et, pour nous permettre une comparaison, il réalisera *une action de tirage*; il remplira l'office d'un tablier de cheminée ou d'un soufflet de forge qui fait un appel d'air puissant et fournit aux combustibles l'oxygène nécessaire.

Nous verrons ultérieurement que cette hypothèse permet parfaitement d'expliquer la toxicité de l'H^2S et certains accidents attribués à la médication sulfureuse. Mais, nous pouvons, dès maintenant, conclure que *l'hydrogène sulfuré est une sorte de ferment oxydant* et qu'il a, par suite, une part *très importante dans la production de la chaleur animale* qui relève surtout des oxydations : effectivement, Gigot-Suard a montré que l'absorption d'eau sulfureuse élève la température du corps de quelques dixièmes de degrés. MM. B. Duhamel, L. Lépinay et E. Lépinay, dans leurs expériences d'injections hypodermiques de soufre colloïdal, chez le chien, ont noté aussi une légère élévation de température, variant entre quelques dixièmes et un degré, hyperthermie passagère et disparaissant dans les 24 heures qui suivent les piqûres.

Peut-être, la *molécule soufre* contenue dans les matières albuminoïdes de l'alimentation *est-elle l'intermédiaire principal et nécessaire des oxydations* qui se passent dans l'organisme au sein des tissus et *permet à celles-ci de se produire à la température du corps,* alors qu'en dehors de l'économie, ces oxydations ne pourraient se produire qu'à des températures beaucoup plus élevées. Rapprochons de cette hypothèse les expériences classiques de chimie qui démontrent l'analogie du soufre avec l'oxygène dans le phénomène de la combustion : à la température ordinaire, le fer humide et divisé se combine avec le soufre (comme dans l'oxydation du fer lors de la production de la rouille); le fer, le cuivre chauffés, brûlent avec incandescence dans les vapeurs de soufre.

Cette *hypothèse de l'action oxydante du soufre est en parfait accord avec les observations cliniques* : on connaissait les heureux résultats de la cure sulfureuse chez les ralentis de la nutrition, et les matériaux « témoins du coefficient d'oxydation », que nous avons signalés dans l'urine, particulièrement l'élévation du taux de l'urée (qui est le terme ultime de l'oxydation des albuminoïdes), sont la preuve que la médication sulfureuse augmente les combustions des tissus. Remarquons aussi que les sulfates, dans l'urine, sont en proportion parallèle de l'urée excrétée, c'est-à-dire de l'usure des albuminoïdes.

Cette impulsion donnée aux oxydations, *véritable avance à l'allumage*, semble d'ailleurs s'accompagner d'une *augmentation de la richesse globulaire du sang*: l'augmentation de la quantité d'oxyhémoglobine aurait été constatée à Luchon, après une série de humages, dans les cas d'anémie, et des expériences, entreprises à Saint-Sauveur, par Maurice Faure, auraient donné le même résultat dans la cure de boisson sulfureuse. Hope-Seyler admettait d'ailleurs, dans la réaction constatée par Fumouze, qu'il y avait *fixation de soufre en quantité très notable par l'hémoglobine*: le fait parait logique, puisque le soufre marche parallèlement au fer dans la constitution de l'oxyhémoglobine. Peut-être existe-t-il même des anémies par insuffisance sulfurée : dès 1881, Schultz et Strübing, après avoir traité par la médication sulfureuse de nombreuses anémies, lui reconnaissent une action égale, quelquefois supérieure à celle du fer.

On peut concevoir aussi que, dans le métabolisme du soufre, une partie de celui-ci se combine avec le fer de l'hémoglobine et forme du *sulfure de fer*, que nous avons signalé dans l'élimination intestinale. Suivant le docteur Roth (et cette théorie est adoptée par Schönlein), le soufre trouve, dans le système porte, des globules sanguins en voie de régression, détruit ces cellules à vitalité affaiblie, en leur enlevant le fer qui entre dans leur constitution. Ainsi, le système porte se trouve désobstrué et des cellules neuves et saines prennent la place qui leur a été faite. Basée sur des observations sérieuses, faites à Weilbach, cette hypothèse expliquerait les guérisons de nombreuses tuméfactions du foie.

En libérant l'oxygène à l'état naissant, par réduction de l'oxyhémoglobine, le soufre peut aussi s'unir à celui-ci et donner des composés de plus en plus oxygénés (hyposulfites, sulfites, sulfates) que l'on trouve dans les urines.

On voit à quelles réactions variées (et nous ne les entrevoyons probablement pas toutes) le soufre peut donner lieu au sein des tissus. Comme l'écrivait le docteur de Rey-Pailhade : « En soumettant les cellules à une véritable gymnastique chimique, il active leur énergie et augmente l'élan du balancier vital; sous son influence, les cellules torpides se réveillent et fonctionnent avec plus d'activité. »

III. — **Action antianaphylactique ou anticolloïdoclasique.** — Une autre action possible du soufre dans la circulation est celle que l'on peut entrevoir depuis les travaux d'A. Lumière et Chevrotier. Ces auteurs admettent que le choc anaphylactique provoqué par l'injection déchainante serait dû à un précipité susceptible de troubler profondément la circulation capillaire, à une floculation brusque des colloïdes. Recherchant alors les combinaisons chimiques capables d'éviter la floculation de façon à déterminer celles qui pourraient s'opposer à la précipitation mutuelle des sérums, ces auteurs, « contrairement à leur attente, n'ont trouvé qu'un très petit nombre de réactifs susceptibles de remplir cette condition, le précipité étant remarquablement insoluble dans la presque totalité des corps ». Ceux qui ont paru le mieux convenir (bien que n'empêchant pas d'une manière absolue toute précipitation) sont tous à *base de soufre* : sulfocyanure de potassium, éthylosulfate de sodium, hyposulfite de sodium. Ce dernier a été retenu par les expérimentateurs, de préférence à tous les autres, pour éviter le choc anaphylactique, à cause de sa faible toxicité et de sa grande inocuité. En additionnant l'injection déchainante d'une solution d'hyposulfite de soude à 5 p. 100, il ne s'est produit chez les cobayes, aucun accident anaphylactique, tandis que, dans un autre lot des mêmes animaux, préparés de la même façon, où l'hyposulfite a été remplacé par une solution isotonique de chlorure de sodium, tous les animaux, sans exception, meurent en une ou deux minutes, après paralysie du train postérieur et convulsions. L'hyposulfite de soude ne semble pas détruire, ni même atténuer les propriétés des sérums antitoxiques ; d'après ces résultats, nous serions en possession d'un moyen simple et complètement inoffensif permettant d'éviter le choc anaphylactique si redouté.

Nous rapprocherons de ces expériences celle déjà ancienne d'Astrié, vérifiée plus tard par Desmoulière et Bertier : si on verse du sublimé dans du sérum sanguin, on obtient un précipité blanc insoluble d'albuminate de mercure. Ce précipité se dissout si on y ajoute une préparation soufrée : sulfure de sodium, hyposulfite ou sulfite de soude ; la réaction est d'autant plus rapide et complète qu'on emploie des produits sulfureux les moins oxydés : l'H^2S a une action presque instantanée ; viennent ensuite, par ordre de puissance d'action, le monosulfure de sodium, l'hyposulfite et le sulfite de soude.

Si cette action solubilisante des composés soufrés sur l'albuminate de mercure est du même ordre que celle de l'hyposulfite de soude sur la floculation, il serait rationnel de *rechercher si les composés non oxygénés du soufre, particulièrement l'H^2S et le monosulfure de sodium, n'empêcheraient pas encore plus complètement que l'hyposulfite la floculation colloïdale.*

Malheureusement, les expériences faites sur l'action anti-anaphylactique des eaux sulfureuses n'ont donné jusqu'ici que des résultats négatifs (expériences faites à Cauterets). Il est vrai de reconnaître que la technique préconisée par la Société d'Hydrologie était, en tous points, défectueuse.

4. — ACTION ANTISEPTIQUE SUR TOUT SON PARCOURS

Mais le soufre, au moins par son élément le plus important, a une autre action sur tout son parcours dans l'organisme : c'est l'action *antiseptique de l'hydrogène sulfuré.*

Nous avons rappelé qu'Aristote et Galien, dans l'antiquité, connaissaient l'action *antiputride et parasiticide du soufre.* Sa *propriété vermifuge* contre les ascarides est connue depuis longtemps et a été encore récemment préconisée sous forme de lavements d'eaux sulfureuses. Mais *son action s'étend aussi aux bactéries.*

Dès 1881, Froshaüer (de Vienne) avait reconnu les propriétés antiseptiques de H_2S et montré tout particulièrement que les souris, inoculées au virus septique, résistent parfaitement à cette inoculation, à condition d'être placées dans une atmosphère légèrement sulfhydriquée; de même des moutons, inoculés de la clavelée, échappent à cette maladie, si on les oblige à inhaler un peu d'H_2S.

A Allevard, en 1884, Niepce avait constaté que les bacilles diminuaient et même disparaissaient dans les crachats des tuberculeux soumis aux inhalations; il n'avait pu reproduire des lésions tuberculeuses chez le lapin, par inoculation de crachats bacillaires, ceux-ci ayant été exposés au préalable pendant dix minutes aux vapeurs sulfureuses de la salle d'inhalation.

Pilatte avait placé à l'étuve des tubes de sérum gélatiné ensemencés de bacilles de Koch, et contenant une solution aqueuse d'H_2S. Toutes les cultures de l'étuve étaient entravées et il fut obligé de cesser d'expérimenter avec ce gaz.

Villemin (thèse 1888), étudiant l'action de plusieurs agents chimiques sur le développement du bacille de la tuberculose, a trouvé que le polysulfure de sodium entravait d'une façon complète les cultures, ce composé agissant probablement comme source d'hydrogène sulfuré.

Sully Jaulmes et Rodet (thèse, Lyon, 1892), ont montré que l'H_2S gazeux met le bacille diphtérique hors d'état de végéter et de se reproduire, après une exposition de cinq minutes au plus.

Ces expériences sur le bacille de Klebs-Loëffler ont été confirmés en 1898 par le docteur Salivas et Py. Ils ont montré, de plus, que le monosulfure de calcium (spécialisé sous le nom de sulfhydral) est doué de propriétés antiseptiques énergiques : il est plus actif que le borate de soude et le chloroforme; son pouvoir bactéricide est supérieur à celui du phénol. Son action sur le staphylocoque doré et sur le streptocoque est équivalente à celle du chlorure de chaux, du permanganate de potasse et de la résorcine, égale à celle du phénol, supérieure à celle du chlorure de zinc. Le bacille typhique et les coques pyogènes sont détruits par la solution de sulfhydral de moins de 1 p. 100. Ces auteurs homœopathiques attribuent d'ailleurs l'action antiseptique à l'H_2S et font remarquer que le monosulfure de calcium, ingéré dans l'estomac, est encore plus actif, la quantité d'H²S formée étant plus considérable.

Mairet et Cavalier ont montré aussi l'influence défavorable *de l'acide sulfhydrique sur la germination du bacille de Koch.*

Bertier, en 1905, a étudié les effets du humage, à Amélie-les-Bains, sur le bacille de la tuberculose et, par une action prolongée, a parfois obtenu une stérilisation complète des cultures.

A. Simon et Ameuille, en 1906, ont établi le pouvoir antiseptique de l'eau d'*Uriage* sur divers microbes, en particulier le colibacille et le staphylocoque doré; ils concluent d'ailleurs qu'une grosse part de cette action antiseptique doit être attribuée à l'H²S.

Plus récemment (1919), Dufrenoy et Molinéry ont montré que l'eau de *Barèges* (en bains) a une action *bactéricide spécifique*, puisque certaines formes sont détruites avant d'autres, les bacilles disparaissent au deuxième bain, les bactéries au troisième, les coccus persistant jusqu'au cinquième, sous forme de quelques individus très rares, mais jamais agglomérés en staphylocoques.

L'action antiseptique de l'H²S, bien démontrée in vitro, *s'exerce-t-elle sur les bacilles enfermés dans les tissus?* Le fait est probable, bien qu'il soit difficile d'admettre qu'on puisse réaliser, par ce moyen, une véritable stérilisation. Néanmoins, l'entrave qu'apportent les eaux sulfureuses à la pullulation microbienne ne saurait être négligée : l'H²S a d'ailleurs sur tous les autres antiseptiques, qui ne s'éliminent que par les reins, l'avantage de s'éliminer aussi par la peau et surtout par le poumon. Comme l'écrit le docteur Got « avant de nous quitter, le soufre nous rend aussi un dernier service, celui de ménager notre filtre rénal ».

5. — LOIS DU METABOLISME DU SOUFRE

Le rôle prépondérant de l'hydrogène sulfuré que nous lui attribuons dans la médication sulfurée et que nous entrevoyons déjà par l'action physiologique des composés soufrés, ressort encore plus nettement de l'étude des lois qui président au métabolisme du soufre. Si nous essayons de les formuler nous pouvons en dégager au moins deux qui paraissent nettement établies :

1re Loi. — **Le soufre passe d'abord par l'étape chimique d'hydrogène sulfuré avant de s'oxyder.** — *Cette loi paraît générale dans la nature* : Brioux et Guerbet, dans une étude sur l'évolution *du soufre dans le sol*, arrivent à la conclusion que, avant de s'oxyder, le soufre passe d'abord à l'état d'H²S produit, suivant ces auteurs, par· les ferments hydrogénants du sol.

Chez les végétaux, Selmi et Pollaci avaient constaté, dès 1875, *de l'H²S sur les bourgeons de la vigne* après l'emploi du soufre en nature.

Chez les animaux et l'homme, M. Gautier, dans sa chimie biologique, rappelle que le soufre des albuminoïdes passe à l'état de soufre ou d'H²S, avant d'être brûlé dans l'économie et d'être rejeté sous forme d'acide sulfurique.

Nous avons vu dans l'étude de l'action physiologique des eaux sulfureuses cette production d'H²S se faire par l'action de l'acide chlorhydrique de l'estomac sur les différents composés non oxygénés du soufre. Cette réaction est vraie aussi pour les préparations du soufre colloïdal ainsi que l'a montré Sabbatani en 1914, et ses expériences ont été vérifiées par Duhamel (voir 2ᵉ partie : Soufre colloïdal) ; au contact des tissus vivants, le soufre colloïdal subit des modifications chimiques qui se traduisent par la mise en liberté de l'H²S.

Dès 1874, le chimiste J.-B. Dumas avait observé que la levure de bière vivante broyée avec du soufre et délayée dans l'eau sucrée, produit de l'acide carbonique et de l'H²S. Reprenant ces expériences, le docteur de Rey-Pailhade, dans diverses communications à l'Académie des Sciences, a montré que tous les tissus dégagent de l'hydrogène sulfuré, quand on les broye avec du soufre. Cet auteur avait pensé que les tissus animaux, avec lesquels il réalisait ses expériences, possédaient un ferment spécial qui aurait la propriété d'hydrogéner le soufre, même à froid, et qu'il avait dénommé philothion (de φίλος, ami, et θεϊον, nom grec du soufre).

Des recherches plus récentes et notamment celles d'Heffter, ont montré qu'il ne s'agissait pas d'une diastase ou d'un ferment et que *cette propriété bien authentique de transformer le soufre en H²S appartient vraisemblablement à la matière albuminoïde elle-même.* Retenons des expériences de de Rey-Pailhade que cette propriété se retrouve dans les végétaux, dans les graines surtout et les jeunes bourgeons, dans les tissus en voie de croissance particulièrement et que, chez les animaux, *les tissus qui produisent le plus d'H'S sont précisément ceux qui consomment le plus d'oxygène libre :* en triturant les organes frais avec du soufre (délayé dans un peu d'alcool à 45° C.) il a trouvé en effet que :

100 gr. de muscles donnent.............	1ᶜᶜ22 d'H'S.
100 gr. de cerveau donnent..............	H'S très abondant
100 gr. de rein donnent................	0,94 d'H'S.
100 gr. de rate donnent................	0,62 d'H'S.
100 gr. de sang et tissu pulmonaire.....	très peu d'H'S.
l'urine	pas trace d'H'S.

On peut en conclure que toute matière albuminoïde a la propriété de transformer le soufre en H'S et que la formation de ce corps est en fonction directe de l'oxygénation des tissus. Ces faits confirment encore notre hypothèse de l'action oxydante de l'H'S (par réduction de l'oxyhémoglobine).

2ᵉ Loi. — Le soufre subit des oxydations successives avant de s'éliminer. — Nous avons vu ces transformations successives en partant de la cystine : c'est une combinaison du soufre exempte d'oxygène comme les sulfures; elle se transforme en taurine par oxydation (état sulfitique) pour aboutir elle-même aux sulfo-éthers. Il est vrai que, suivant l'hypothèse de Maillard, l'oxydation et la sulfo-conjugaison peuvent s'arrêter en route, n'être pas achevées et donner du soufre neutre ou incomplètement oxydé. Néanmoins, le terme habituel vers lequel tend l'élimination soufrée, est celui des sulfates minéraux et c'est sous cette forme qu'on retrouve la plus grande proportion de soufre par la voie urinaire.

Cette oxydation progressive est vraie aussi pour le soufre employé en thérapeutique, qu'il provienne d'une solution colloïdale ou du complexe sulfuré des eaux minérales.

Il semble donc que « le soufre ne peut jamais revenir en arrière » et qu'un *composé du soufre est d'autant plus actif qu'il est moins oxygéné.* Comme le dit Maillard : « il serait chimérique de vouloir chercher dans les composés oxygénés du soufre les matériaux du soufre non oxygéné nécessaire à la structure des albuminoïdes ». Cette proposition est vraie, en tout cas, pour l'action solubilisante du soufre sur l'albuminate de mercure (voir expériences d'Astrié, Bertier, Desmoulière), mais demanderait à être vérifiée pour l'action anti-colloïdoclasique par une série d'expériences *in anima vili*.

C'est sur ces deux lois du métabolisme du soufre que nous baserons le choix des préparations sulfureuses en thérapeutique.

III

NUTRITION SULFURÉE
DYSTROPHIES SULFURÉES

Avant d'aborder son étude thérapeutique, il est nécessaire de préciser comment se fait normalement l'alimentation sulfurée et de rechercher dans quelles conditions pathologiques elle peut être déficiente.

1. — NUTRITION SULFURÉE

Elle se fait chez l'homme par les albumines végétales et animales.

I. — **Albumines végétales.** — Les végétaux ont *la curieuse propriété de réduire les sulfates minéraux* qu'ils trouvent dans le sol; nous voyons cette réduction se faire nettement dans les expériences de Planchud sur la vie des sulfuraires qui, au contact des sulfates dissous, produisent abondamment de l'H_2S. La même conclusion résulte des observations d'Olivier et Étard sur les beggiatoa et les alothrix : ces sortes d'algues réduisent les sulfates jusqu'à produire du soufre en nature que l'on trouve cristallisé dans leurs cellules; les plantes font ensuite de ce corps des complexes organiques.

Mais les *matières protéiques végétales ont une teneur en soufre assez peu élevée*, 1 p. 100 environ. D'après les analyses de Balland, elle serait voisine de 0,03 p. 100 pour les céréales et comprise entre 0,03 et 0,15 p. 100 pour les légumineuses. *La proportion de soufre varie d'ailleurs dans le même aliment* : pour le pain sa teneur va de 12 à 14,54 p. 100 de la totalité des matières inorganiques qu'il renferme; pour les haricots, les mêmes variations peuvent aller de 1,2 à 3,39.

Certains végétaux, surtout employés comme condiments, contiennent une proportion appréciable de soufre, l'*ail* par exemple, sous *forme de sulfure d'allyle*, et Luton se demande si son antique renommée comme vermifuge et entozoïcide n'est pas due à la quantité de soufre qu'il renferme. On pourrait rapprocher de cette propriété les observations récemment communiquées à la Société médicale des hôpitaux par MM. Loëper, Forrestier et Harrier de deux cas de gangrène pulmonaire nettement améliorés puis guéris après usage quotidien de 20 gouttes de teinture d'ail à 1/5 : ces auteurs attribuent ce résultat à son action antiseptique et à son élimination en grande partie par les voies respiratoires, comme l'H²S dans le métabolisme du soufre, remarquons-le en passant. *L'oignon*, la *moutarde* et *tous les crucifères* en général contiennent aussi du soufre en quantité appréciable; l'odeur du chou pourri est due à un dégagement d'hydrogène sulfuré.

II. — **Albumines animales.** — *Plus riches en soufre* que les albumines végétales, les matières albuminoïdes d'origine animale ont aussi une proportion de soufre très variable, habituellement inférieure à la proportion même de ce corps qui doit entrer dans l'organisme humain considéré dans son ensemble. C'est qu'en effet, les *plus riches en soufre ne sont pas comestibles :* on ne consomme dans l'alimentation ni les poils (5 p. 100), ni les gros troncs vasculaires (amyloïde des artères, 2,3 p. 100); ni l'œil des animaux, ni leurs ganglions lymphatiques.

Les albumines alimentaires proprement dites ne renferment que 0,6 à 2 p. 100 de soufre : le jaune d'œuf est particulièrement riche en cet élément; la viande musculaire et le lait ne dépassent guère 1 p. 100 de soufre ; la caséine de vache n'en contient que 0,82 p. 100.

Il ne faudrait pas croire qu'il suffit d'une alimentation richement azotée pour que le soufre soit fourni à l'organisme en quantités suffisantes : s'il fallait subvenir à la formation des 100 grammes de kératine contenus dans nos seuls tissus ectodermiques (avec une proportion de 5 p. 100 au moins), on a calculé qu'il faudrait absorber 610 grammes de caséine qui apporteraient une quantité d'azote six fois supérieure à celle qu'absorbe le cheveu. La même conclusion se dégage de l'étude comparative de l'élimination du soufre et de l'azote par la voie urinaire : celle-ci se fait en général, comme celle du phosphore, avec une marche régulière parallèle à l'élimination de l'azote dans les rapports suivants :

$$\frac{\text{azote}}{\text{soufre}} = \frac{16}{1} \; ; \; \frac{\text{acide sulfurique}}{\text{azote}} = \frac{}{1}$$

Mais ce rapport peut varier : Ott, par exemple, a montré que dans trois cas de phtisie pulmonaire, il y avait un déficit en soufre qui allait jusqu'à o gr. 70 par jour, et cela indépendamment de l'azote qui était tantôt en déficit tantôt en excédent.

Or, le bilan de l'élimination du soufre par la voie urinaire (qui est de beaucoup le plus important) s'établit à 1 gr. 50-2 gr. par jour; il y a lieu d'ajouter à ce chiffre les petites quantités de sulfocyanates contenues dans la salive et les déchets sulfurés entraînés par la desquamation cutanée. *Il peut donc y avoir déficit de soufre à l'état normal, même avec une alimentation très riche en azote.* Ce déficit peut surtout s'accentuer dans certaines conditions pathologiques; il est donc permis de concevoir que certains organes souffrent de carence sulfurée et que certaines affections constituent de véritables dystrophies sulfurées.

2. — DYSTROPHIES SULFURÉES

Si nous essayons de tracer un cadre provisoire à l'étude de ces dystrophies sulfurées, nous pouvons admettre qu'elles se produisent dans deux cas : insuffisance de matériaux soufrés ou mauvaise utilisation du soufre. On pourrait donc décrire des maladies par carence sulfurée et des maladies par déviation du métabolisme du soufre.

I. — **Maladies par carence sulfurée.** — Dans celles-ci, le soufre fourni par l'alimentation ordinaire est insuffisant à l'égard de certains tissus malades : la pauvreté de cet élément n'est peut-être pas la cause de la maladie; il faut néanmoins reminéraliser ces organes en soufre si l'on veut leur rendre des conditions de vitalité. On pourrait dire d'eux qu'ils *souffrent du manque de soufre.*

1° **Dans les affections des tissus ectodermiques,** particulièrement des poils et cheveux, il y a certainement une grosse déperdition soufrée : il faut du soufre en grande quantité pour la constitution et la réparation des cellules épidermiques et pour la formation des kératines, si riches en soufre que celles des poils roux en contiennent jusqu'à 9 p. 100. On peut dire que le processus de kératinisation est fonction du soufre et cet élément sera en quantité insuffisante dans l'alimentation normale.

2° **Dans les affections des voies respiratoires,** on sait quelle énorme quantité de mucine est sécrétée. Cette sécrétion muqueuse des voies aériennes, qui est continue dans une expectoration bronchique persistante, exige beaucoup de soufre, puisque la mucine en contient 1,4 p. 100. La déminéralisation soufrée est l'arrêt de mort des glandes mucipares et l'on connait le rôle important qu'elles jouent en nous défendant contre l'invasion microbienne et en entraînant les poussières.

3° **Dans le rhumatisme chronique,** c'est aussi par la notion de l'insuffisance du trophisme sulfuré que les professeurs Albert Robin et L.-C. Maillard ont été conduits à instituer un nouveau traitement rationnel de cette affection. Le cartilage nécessaire à l'intégrité des surfaces articulaires, a pour caractéristique l'acide chondroïtine-sulfurique, composé du soufre ; d'autre part, la présence de mucine dans diverses pièces des régions articulaires (tendons capsules), ainsi que dans le liquide synovial, permet de « penser que la bonne et abondante utilisation du soufre n'est pas indifférente à l'intégrité de l'appareil articulaire ».

4° Peut-être existe-t-il aussi des **anémies par carence sulfurée,** si l'on s'en rapporte aux observations de Schultz et Strübing rapportées plus haut, et si l'on se rappelle la forte proportion de soufre qui rentre dans la composition de l'oxyhémoglobine, teneur plus élevée que celle du fer.

II. — **Maladies par déviation du métabolisme du soufre.** —Dans ces dystrophies sulfurées, le soufre est probablement en quantités suffisantes dans l'organisme, mais il parait mal utilisé, pour des causes mal connues encore et que l'on pourra probablement préciser quelque jour.

1° Il semble bien qu'il existe une véritable **déviation du métabolisme du soufre dans l'intestin:** certains états anémiques et neurasthéniques s'accompagnent de dyspepsies, de troubles intestinaux avec élimination, dans les matières fécales, de quantités considérables d'H²S et autres produits sulfurés (sulfure d'ammonium, mercaptans, etc...). Ces produits paraissent nés dans l'intestin au détriment de la molécule de cystéine des albuminoïdes dont le métabolisme n'est plus normal. Cette déminéralisation en soufre par l'intestin est probablement considérable dans certains cas pathologiques sans qu'il soit possible de les préciser actuellement.

2° C'est encore au même processus que paraît lié le phénomène de la **cystinurie**. Nous avons vu précédemment que la cystine (ou la cystéine) libérée dans la désassimilation des matières protéiques de nos tissus, n'est pas éliminée en nature par le rein, qu'elle est progressivement oxydée et rejetée à l'état de sulfates et que l'urine normale n'en renferme que des quantités très faibles. Or, dans certains cas, elle est éliminée sans transformation et donne lieu à la formation, dans l'urine, d'un sédiment cristallisé ou même de calculs. Parallèlement, divers organes et surtout la rate se chargent de cystine (E. Abderhalden).

Ce phénomène de la cystinurie paraît en relation avec des troubles graves de la nutrition, tels que le diabète ou l'intoxication d'origine intestinale (Udransky et Baumann) : il paraît lié à une grave altération du foie, car les expériences de Baumann et Goldmann ont montré que l'intoxication par le phosphore qui produit, on le sait, la dégénérescence de la glande hépatique, s'accompagne d'une augmentation de la cystine dans l'urine. *La cystinurie pourrait donc être considérée comme une déviation du métabolisme du soufre dans le foie.*

3° Dans le même ordre d'idées, on peut concevoir une élimination exagérée du soufre urinaire et créer un chapitre des **sulfaturies**, *peut-être aussi important que celui des azoturies ou des phosphaturies.*

Le professeur A. Robin a montré depuis longtemps que, dans la fièvre typhoïde, il y a une perte considérable de soufre, pouvant atteindre jusqu'à 23 p. 100 du soufre total de l'organisme et cela dans une dothiénentérie de durée moyenne. Peut-être cette déminéralisation excessive en soufre explique-t-elle l'alopécie habituelle des typhiques au moment de la convalescence. En tout cas, si l'on recherche la cause de l'augmentation du soufre urinaire dans cette affection, on trouve une augmentation marquée des corps sulfo-conjugués de l'urine : c'est rationnel, puisque le soufre se combine au

phénol né des putréfactions intestinales et formé en grande
quantité. Mais l'on observe aussi une augmentation parallèle
des sulfates minéraux, une véritable sulfaturie : ce fait paraît
paradoxal, car l'augmentation prévue des corps sulfo-conjugués devrait s'accompagner, par compensation, d'une diminution des sulfates; il ne peut s'expliquer que par une désintégration exagérée des éléments cellulaires, une véritable dislocation
en masse des amino-acides sulfurés de nos propres tissus, une
sorte d'*autophagie sulfurée*. Cette augmentation du soufre
urinaire a été signalée dans d'autres affections : ictère, pneu-
monie, malaria, cancer, tuberculose et dans les anémies graves.
Il y aurait lieu d'établir, par des bilans précis, les variations du
soufre urinaire (corps sulfo-conjugués, sulfates, soufre
neutre) pour élucider la pathogénie de ces sulfaturies.

IV

CHOIX D'UNE PRÉPARATION SULFUREUSE
VALEUR CRITIQUE

Les lois précédentes sur le métabolisme du soufre vont nous
permettre de fixer, sur des données physiologiques, le choix
d'une préparation sulfureuse et d'établir le critérium de la
valeur des eaux minérales naturelles. Nous verrons ainsi que
celles-ci réalisent actuellement la meilleure médication thio-
trophique.

1. — VALEUR INFÉRIEURE DES COMBINAISONS
OXYGÉNÉES DU SOUFRE

Qu'il s'agisse d'hyposulfites ou de sulfites, ce sont des composés du soufre déjà oxygénés, et comme le soufre ne peut
jamais revenir en arrière, ils ne peuvent plus donner du
soufre libre, encore moins de l'hydrogène sulfuré: dans l'appel
des cellules qui ont besoin de cet élément pour se reminéraliser, ils arrivent épuisés, *à bout de soufre*, pourrait-on dire.

Ce fait explique que les eaux sulfureuses « dégénérées »

sont reconnues depuis longtemps comme sédatives, tandis que les sulfurées-sodiques et surtout les hydrosulfurées passaient pour excitantes; le groupe des eaux sulfureuses des Pyrénées-Orientales, où l'analyse ne découvre ni H^2S, ni sulfures, mais seulement des hyposulfites et de la matière organique, rentre dans cette catégorie: toutes passent d'ailleurs pour être d'action douce et sont prescrites dans le cas où la médication doit être employée avec modération ; elles seraient évidemment impuissantes à combattre une insuffisance sulfurée très accentuée.

2. — VALEUR MOYENNE DES PRÉPARATIONS DE SOUFRE COLLOIDAL

Dans la deuxième partie de notre travail, nous exposerons les inconvénients des anciennes préparations de soufre employées en pharmacologie (soufre sublimé ou précipité) et nous ferons une étude critique du soufre colloïdal. Disons tout de suite que celui-ci a l'avantage de n'être pas encore oxydé et qu'il donne lieu, au contact des tissus, à la formation d'H^2S, réalisant ainsi les deux conditions fixées par les lois du métabolisme du soufre; les préparations colloïdales ont d'ailleurs l'avantage, sur les eaux sulfureuses, de pouvoir être administrées par injections hypodermiques et probablement par la voie intra-veineuse. Mais *elles ne peuvent être administrées par la voie pulmonaire, ni traverser directement la peau* : on perd ainsi le bénéfice de l'action antiseptique de l'H^2S dans les pratiques de l'inhalation, du humage, des pulvérisations, des bains et étuves naturelles. Cette considération a bien sa valeur lorsque l'on recherche une véritable imprégnation soufrée de l'organisme dans le traitement des affections des voies respiratoires, par exemple, ou des dermatoses.

3. — VALEUR SUPÉRIEURE DES EAUX SULFUREUSES NATURELLES

I. — **Avantages.** — Elles ont l'avantage d'apporter à l'organisme du *soufre vivant* (du moins lorsqu'elles sont prises à la source): la radio-activité, l'état naissant de plusieurs éléments, la thermalité, l'action catalytique due aux ferments métalliques, l'état électrique qui maintient l'état d'ionisation des électrolytes, sont des conditions impossibles à réaliser dans une préparation artificielle et expliquent en partie pourquoi les eaux minérales naturelles, même faiblement minéralisées, ont une puissance thérapeutique si grande. Le professeur Garrigou rapportait aussi le « quid divinum » de leur action à la quantité énorme d'énergie encore vierge qu'elles apportent des profondeurs de notre globe.

Dans le métabolisme du soufre nécessaire aux tissus, elles ont *l'avantage de donner lieu facilement à la production d'hydrogène sulfuré*, que celui-ci existe à l'état libre et en proportions assez élevées dans les eaux hydrosulfurées ou qu'il provienne de la décomposition des sulfures ou sulfhydrates sous l'action du suc gastrique. Ce sont là des composés non oxygénés, qui ont gardé tout leur soufre utilisable, sous une forme particulièrement assimilable.

II. — Comment établir le critérium de la valeur médicale d'une eau sulfureuse ? — En nous basant précisément sur les quantités d'H²S qu'elle contient ou qu'elle peut produire et sur l'absorption plus ou moins rapide et l'élimination plus ou moins prolongée de ce gaz.

L'eau sulfureuse *contient-elle de l'hydrogène sulfuré à l'état libre ?* Elle sera évidemment très active dans les pratiques de l'inhalation ou du humage, puisqu'elle permettra la fixation directe de l'H²S par le poumon. Mais cette qualité peut constituer un défaut : nous verrons, en effet, que l'hydrogène sulfuré, inhalé à hautes doses, peut être toxique : les accidents de l'inhalation, que nous décrirons plus loin, doivent fixer toute l'attention, dans ce cas, pour ne pas dépasser le but de la médication. Ainsi s'explique le fait constaté en clinique thermale, que les eaux les plus excitantes sont celles qui dégagent le plus d'hydrogène sulfuré (Lavergne), cette excitation portant d'ailleurs plus sur les phénomènes généraux que sur les phénomènes locaux (Lajannie).

L'eau sulfureuse *contient-elle un sulfhydrate ou un monosulfure ?* Dans le premier cas, elle donnera lieu facilement à la formation d'H²S par ingestion ou par simple brisement de l'eau dans les pratiques de la pulvérisation ou de l'inhalation : les sulfhydrates laissent, en effet, facilement dégager leur H²S. Dans le cas de monosulfure, le composé est plus stable et exigera l'action d'un acide dilué (l'acide chlorhydrique de l'estomac) pour donner lieu à la formation d'H²S : elles devront être ingérées pour être assimilées.

Si les hydrosulfurées sont surtout des eaux d'inhalation, les *sulfurées sodiques sont donc surtout des eaux de boisson.*

Les *eaux polysulfurées* (type Barèges) plus fixes encore, donneront lieu aussi, par action de l'HCl de l'estomac, à de l'H²S ; mais cette réaction produit en plus un dépôt de soufre probablement inutilisé.

La valeur d'une eau sulfureuse n'est d'ailleurs pas fonction simplement de la quantité d'H²S qu'elle contient ou qu'elle peut produire par décomposition de ses éléments sulfurés : il faut encore que la *formation de l'H²S soit lente, que son absorption soit progressive et son élimination prolongée.*

Il ne suffit pas que l'H²S arrive au sang après que celui-ci a fixé de l'oxygène au niveau du poumon ; il faut encore qu'il lui arrive *par petites doses fractionnées et continues* pour que la réduction de l'oxyhémoglobine soit régulière et suivie : il faut que l'avance à l'allumage dont nous parlions précédemment soit uniformément réglée et se fasse sans à-coups.

Mais surtout *l'élimination trop brusque de l'H²S au niveau du poumon créerait des accidents.* Laborde a constaté, dans une série d'expériences sur les animaux, que l'hydrogène sulfuré faisait contracter les fibres musculaires lisses, en particulier celles qui forment la tunique la plus importante des bronches, en provoquant des efforts de toux. On sait depuis longtemps, en clinique thermale, que l'H²S excite les sécrétions bronchiques agissant à la façon d'un expectorant, ainsi qu'en témoigne l'augmentation du catarrhe pendant les premiers jours d'une cure sulfureuse. Lorsque celle-ci combine les pratiques de l'inhalation (ou du humage) avec la boisson, il se produit d'ailleurs, au niveau du poumon, un double courant gazeux d'H²S, à son entrée et à sa sortie ; il en résulte des modifications importantes de la circulation pulmonaire et bronchique : c'est une *vaso-dilatation qui peut aller jusqu'à l'hémoptysie.* « Les sulfureux, dit le professeur Renaut, forcent les vaisseaux de la muqueuse bronchique à abandonner leur mode de circulation torpide pour un régime de pleine et entière circulation. »

Toutes ces raisons font aisément comprendre que la formation trop rapide d'H²S (par ingestion d'eau sulfureuse) suivie d'une absorption rapide et d'une élimination brutale, ne sont pas sans dangers.

Peut-on donc retarder cette mise en liberté de l'hydrogène sulfuré, la graduer, pour ainsi dire? Oui, à notre avis, en fractionnant le plus possible les doses d'eau minérale prise en boisson : c'est pour cela, sans doute, que l'on recommande habituellement, dans les stations thermales, de boire l'eau « lentement, par petites gorgées ». Un autre moyen consisterait à retarder l'action de l'acide chlorhydrique de l'estomac en le neutralisant en partie par le bicarbonate de soude, de façon à ce que la décomposition des sulfures soit plus lente et se fasse dans un milieu plus alcalin, l'intestin. Il est certain que les hyperchlorhydriques supportent moins bien l'eau sulfureuse et que, s'ils la tolèrent néanmoins, c'est qu'une partie de l'H_2S rapidement formé dans l'estomac est éliminé immédiatement sous forme d'éructations gazeuses à odeur d'œufs couvés.

Cette action retardée paraît réalisée naturellement dans les eaux très alcalines, particulièrement celle de Challes. « Elle se distingue de toutes les sulfurées françaises par sa teneur exceptionnelle en bicarbonate de soude, 1 gramme environ par litre. » Bien qu'elle soit la plus minéralisée de toutes, elle est merveilleusement supportée par l'estomac — des enfants de 8 ans la prennent couramment à la dose de 600 grammes par jour —. Nous ne voyons pas d'autre explication à la modération de son action — on ignore à Challes la fièvre thermale ; les phénomènes d'excitation cérébrale, les poussées à la peau, etc., observés ailleurs — que cette heureuse association du soufre et du bicarbonate de soude, qui règle la formation lente de l'H_2S, son absorption progressive et son élimination prolongée.

V

HYDROLOGIE CLINIQUE

Dans la deuxième partie de notre étude, nous passerons en revue la spécialité d'action des principales stations sulfureuses de France. Nous voudrions seulement ici redresser quelques erreurs courantes à l'égard des eaux sulfureuses et étudier la valeur comparative des procédés thermaux employés dans leurs applications.

1. — LES EAUX SULFUREUSES SONT-ELLES DANGEREUSES ?

Cette idée fausse n'a peut-être pas pris naissance en Allemagne, mais elle a été certainement entretenue par les savants allemands et l'on reconnaîtra ici leur mauvaise foi habituelle, doublée d'un intérêt à vendre leur « camelote ». L'Allemagne, en effet, ne possède pas d'eaux sulfureuses dignes de ce nom, ce qui ne l'empêchait pas de réclamer tous les malades justiciables de la cure sulfureuse : Aix-la-Chapelle, qui a été décrite par Max Durand-Fardel dans les chlorurées sulfurées, à côté d'Uriage et de Gréoux, contient si peu de soufre, suivant A. Fontan, sa présence est si fugace, qu'elle agit beaucoup plus par sa thermalité (55") que par sa sulfuration.

Se basant sur la *toxicité de l'hydrogène sulfuré*, on a donc crié au danger des eaux sulfureuses. Ce gaz est, en effet, un violent poison, même sans être pur, et sa *toxicité varie suivant les espèces animales*; suivant Thénard et Dupuytren, 1/1500 dans l'air suffit pour tuer un oiseau; 1/800 tue un chien, 1/200 un cheval. L'homme pourrait respirer dans 1 à 3 p. 100 (Parent Duchatelet). A l'état de sulfhydrate d'ammoniaque, il peut causer une mort instantanée, à l'ouverture d'une fosse d'aisances, par exemple: c'est *le plomb des vidangeurs*; la pupille est dilatée, la cornée reste insensible, les réflexes sont disparus et les membres en état de contracture.

On savait que l'H²S mélangé à l'air libre n'est pas extrêmement dangereux; on savait aussi qu'il *est très toxique s'il est introduit par la respiration* et qu'il cesse de l'être, si on l'introduit par l'estomac: tout au plus, donne-t-il, s'il est absorbé en grande quantité par cette voie, de la céphalée, du vertige avec pâleur du visage.

Avec les données physiologiques que nous avons exposées, cette action toxique est facile à interpréter et se résume à deux effets :

1° **Anoxhémie.** — Inhalé en grande quantité, l'H²S se fixe immédiatement sur l'hémoglobine au niveau du poumon et empêche la fixation de l'oxygène sur celle-ci. Cette action est comparable à celle de l'oxyde de carbone: nous avons vu son action réductrice de l'oxyhémoglobine dans l'expérience de Fumouze; de même une solution d'oxyhémoglobine, traitée par le sulfhydrate d'ammoniaque, prend une teinte foncée d'hémoglobine réduite et l'on voit apparaître à l'image spectroscopique la bande de réduction de Stockes. L'hémoglobine hydrosulfurée ainsi produite, paraît d'ailleurs moins stable que l'hémoglobine oxycarbonée : l'empoisonnement par l'hydrogène sulfuré serait donc plus facile à combattre que celui par l'oxyde de carbone.

2° **Inhibition sur le bulbe.** — Une autre partie de l'H²S s'absorbe rapidement par le poumon (dans le humage, qui est en quelque sorte une inhalation mitigée et non massive, il s'en absorbe 45 à 52 p. 100, suivant l'expérience de Le Juge de Segrais) ; il circule dans le sang et va impressionner le bulbe et le centre respiratoire. Cette action est très rapide, puisqu'en 17 ou 18 pulsations le globule sanguin a accompli une révolution cardiaque. Or, nous avons vu que cette action, dans l'expérience de Laborde, peut aller jusqu'à la suspension et même l'arrêt définitif de la respiration.

Par la *voie pulmonaire*, *l'H²S est donc dangereux*, *s'il est inhalé à doses massives. Toute autre est son action s'il est ingéré par l'estomac et absorbé par l'intestin* : il rencontrera, au niveau des tissus, un sang préalablement oxygéné au niveau du poumon ; il forcera celui-ci à céder son oxygène, réalisant ce que nous avons appelé une *avance à l'allumage*. On conçoit toutefois que si l'H²S est en trop grande quantité, il pourra produire aussi, par cette voie, des accidents d'inhibition sur le bulbe et peut-être aussi des accidents d'anoxhémie, par élimination au niveau du poumon.

L'hydrogène sulfuré est donc une arme puissante, mais à double tranchant : il faut savoir la manier ; « il faut surtout craindre d'accumuler ses doses, comme nous l'écrivions dès 1912, et savoir maintenir un équilibre entre son absorption et son élimination ».

2. — VALEUR COMPARATIVE DES PROCÉDÉS THERMAUX

La cure sulfureuse, dans une station thermale, comprend un ensemble de pratiques variées, qui n'ont pas simplement pour but, comme on le dit parfois ironiquement « d'occuper le malade », mais visent à l'absorption, par toutes les voies, de l'élément sulfureux et à une action plus élective sur l'organe malade.

En nous basant sur les données physiologiques, nous pourrons donc établir la valeur comparative des pratiques thermales.

I. — **Boisson.** — Nous inscrirons en tête la boisson: c'est par la voie stomacale que l'absorption des composés du soufre et leur transformation en H'S sera la plus complète et la moins rapide aussi, d'où résultera une élimination plus lente: *formation d'hydrogène sulfuré à l'état naissant, imprégnation générale de l'organisme et élimination par toutes les voies* (pulmonaire, cutanée, intestinale et rénale), telles sont les caractéristiques de la cure de boisson.

Pour n'être pas illusoire, celle-ci nécessitera une eau *sulfhydratée-sulfhydriquée ou monosulfurée* : les polysulfurées et spécialement les hydrosulfurées leur sont évidemment inférieures, surtout si elles sont embouteillées, car elles laissent dégager rapidement l'H'S à l'air libre. Enfin, pour réaliser une véritable « reminéralisation soufrée », par exemple, dans le rhumatisme chronique, dont le traitement exige jusqu'à o gr. 40 de soufre colloïdal par jour, une cure de boisson exigera une *eau fortement sulfureuse*: 2, 3 ou 4 centigrammes de monosulfure par litre — on ne dépasse guère 800 grammes d'eau par jour, en pratique — seraient insuffisants pour remplir cette indication.

Quelle est l'action des eaux sulfureuses sur le tube digestif? Dans l'estomac, l'eau sulfureuse séjourne moins longtemps que l'eau distillée, ainsi que l'ont montré les expériences de B. Vas et Seija Saya faites aux eaux sulfureuses de Postény-Pavad, en Hongrie; ces auteurs ont montré aussi que l'eau minérale à 35° reste plus longtemps dans l'estomac que l'eau à 18° et que l'eau sulfureuse augmente la quantité de suc gastrique acide dans l'estomac vide et cela d'autant plus que l'eau est plus froide; qu'au contraire, prise avant ou avec le déjeuner, elle diminue l'acidité du suc gastrique. Il semble donc que les eaux froides sont plus rapidement absorbées, mais elles ne doivent pas être prises à jeun; ingérées entre les repas, l'HCl de l'estomac sera sécrété en moins grande quantité: la décomposition des sulfures sera donc moins rapide et la formation d'H'S plus lente.

Sur l'intestin, les mêmes auteurs ont montré que les mou-

vements péristaltiques ᵕ dient augmentés, plus fortement
d'ailleurs par les eaux fr..des que par les chaudes. Peut-on
expliquer par ce phénomène, l'action légèrement purgative de
certaines eaux sulfureuses? Peut-être: à moins que celle-ci
ne soit simplement due à l'action irritante du soufre mal assi-
milé, sur l'intestin, action comparable à celle qu'il produit sur
la peau, ainsi que nous le verrons plus loin. Car certaines
eaux, très riches en soufre, ne donnent pas de diarrhée, mais
plutôt de la constipation. Celle-ci peut s'expliquer, à notre
avis, par la diurèse abondante qu'elles produisent et aussi par
l'action oxydante du soufre qui fait que les matériaux albuminoïdes sont plus complètement brûlés.

II. — Inhalation et humage. — L'inhalation est la respiration, dans une salle commune, des vapeurs et des gaz que
l'eau minérale laisse dégager, que ce dégagement soit spontané
ou produit par divers procédés de brisement de l'eau ou par
l'élévation de sa température. Le humage est une sorte d'inhalation individuelle des gaz émanés *spontanément* d'une eau
sulfureuse chaude, que le malade aspire au moyen d'un appareil collecteur, en plaçant sa bouche devant une embouchure
analogue à celle d'un porte-voix.

Les eaux d'inhalation sont par ordre d'activité décroissante:
les hydrosulfurées, les sulfhydratées-sulfhydriquées et les
monosulfurées. Les polysulfurées « fixes » ne peuvent évidemment pas donner lieu à un dégagement spontané d'hydrogène
sulfuré.

Physiologiquement, inhalation et humage réalisent une
absorption de l'H_2S par le poumon: c'est *la voie la plus rapide
et aussi la plus dangereuse*, à cause des phénomènes d'anoxhémie et d'inhibition sur le bulbe que peut produire le gaz sulfhydrique. Ces *accidents de l'inhalation* se traduisent par « des
baillements, serrements des tempes, céphalalgies, etc., qui
peuvent aller, suivant Niepce, d'Allevard, jusqu'au tremblement
des membres, syncopes, vomissements, etc, ». C'est l'ébauche
des accidents plus graves qui surviennent dans « le plomb des
vidangeurs » et qui sont de même origine.

Ce danger de l'inhalation se produit *lorsque l'atmosphère
inhalée est trop riche en H_2S ou si les séances sont trop pro-
longées.* Berthier semble, d'ailleurs, avoir démontré que chez
les tuberculeux soignés à Amélie-les-Bains, la *température* de
l'inhalation ou du humage n'était pas indifférente et que le

facteur le plus important de l'excitation et de la congestion pouvant déterminer l'hémoptysie était dû à la thermalité, ces accidents se produisant avec le humage à 35° et disparaissant s'il est abaissé à 28°-32°. On peut en conclure que les inhalations froides, telles qu'on les pratique à Allevard, Marlioz, Challes, sont mieux supportées. Dans cette dernière station, les accidents de l'inhalation n'existent pas : tout au plus, observons-nous parfois, chez les baigneurs qui font des séances trop longues, une *légère ivresse sulfurée* (par action sur le bulbe) qu'une inhalation d'air pur suffit à dissiper en quelques minutes.

Il faut rattacher au humage des stations pyrénéennes la *douche auriculaire gazeuse* qui consiste, par cathétérisme de la trompe d'Eustache, à porter directement dans la caisse de l'oreille moyenne les vapeurs sulfureuses, riches en H^2S, émises spontanément par les sources sulfureuses chaudes. Cette méthode, surtout employée à Luchon, dans les catarrhes tubo-tympaniques, constitue une sorte d'*enfumage sulfureux antiseptique* par l'H^2S que les vapeurs contiennent.

III. — Pulvérisation. — Sous cette forme particulière, qui la réduit en un brouillard, en une véritable poussière, l'eau minérale n'est déjà plus un liquide et n'est pas encore une vapeur ; c'est une buée formée de gouttelettes minuscules et dont la finesse peut-être graduée suivant le but thérapeutique à atteindre. « Aussi pénétrante qu'un gaz et aussi souple qu'une vapeur » (Raugé), elle permet d'imprégner profondément les muqueuses aériennes supérieures, de les saturer de l'agent médicamenteux et de le porter au sein des cavités anfractueuses placées à l'entrée des voies respiratoires.

Cette « atomisation », pour employer l'expression anglaise, est produite soit *par brisement de l'eau* (comprimée préalablement) sur un *tambour* en verre, un *tamis* ou une *palette* et donne ainsi toutes les variétés de finesse et de division suivant l'effet recherché, soit par entraînement de l'eau minérale qui *est aspirée et divisée par un jet puissant de vapeur* (système Siègle) : la vapeur n'exerce d'ailleurs ici que l'action secondaire d'un véhicule par rapport à l'eau sulfureuse et ne lui enlève aucune de ses propriétés ; le principe est le même que celui des petits pulvérisateurs employés à domicile.

Les eaux d'inhalation ont tous les caractères exigés pour la pratique des pulvérisations : plus facilement l'H^2S sera mis en liberté et plus les eaux sulfureuses seront actives.

Car cette pratique, comme l'inhalation, agit d'abord à titre d'*antiseptique local* par l'H²S qu'elle dégage ; à cette action, vient s'ajouter un *effet mécanique* comparable à celui que produit en grand l'hydrothérapie générale : c'est, en diminutif, sur les muqueuses, l'effet d'une douche locale sur la peau. Il s'ajoute aussi un *effet thermique*, suivant que la pulvérisation est chaude ou froide. Ici, d'ailleurs, comme pour l'inhalation, la *congestion* observée sur certaines muqueuses pharyngées ou laryngées *est bien plus l'effet de la température que de la sulfuration*. A Challes, on observe cette sorte d'angine rouge thermale, quelquefois dans la pulvérisation chaude, qui est pourtant mitigée ; on ne l'observe pas dans la pulvérisation froide où l'eau minérale est employée avec toute sa sulfuration.

La pulvérisation ne donne jamais lieu aux accidents de l'inhalation, car l'aspiration de vapeurs sulfhydriquées ne se fait pas ici en espace clos ou dans une atmosphère confinée.

IV. — Gargarisme. — Cette pratique thermale, qui est habituellement un complément de la précédente, agit aussi par *action mécanique et par son action antiseptique* : il n'est vraiment efficace que dans les affections de la bouche, du pharynx et des amygdales, le gargarisme laryngien et le gargarisme pharyngo-nasal étant pratiquement impossibles dans la plupart des cas.

Pour cette opération, comme pour l'irrigation nasale, se pose la *question de l'isotonie* de l'eau minérale : elle est bien rarement réalisée dans les eaux sulfureuses ; l'eau d'Uriage, à la fois chlorurée et sulfurée, présente ce rare privilège ; son point cryoscopique Δ est de 0,53 à la source. Pour permettre aux muqueuses les plus irritables de tolérer le contact de l'eau sulfureuse, surtout lorsqu'elle est fortement minéralisée, il suffit de l'additionner de sel ou de bicarbonate de soude pour la rendre isotonique.

V. — Irrigation nasale. — Cette opération, si souvent décriée, est encore fort employée dans certaines stations pour le traitement de l'ozène : elle ne mérite pas, à notre avis, tous les reproches qu'on lui adresse. Mais elle demande à être bien réglée et réalise ainsi un lavage des nez sales, bien supérieur à celui qu'on peut obtenir par l'emploi de la pipette nasale. Faite sans pression, par la narine la plus bouchée, en évitant de déglutir et de moucher bruyamment après, elle ne risque pas plus que celle-ci d'infecter la trompe ou l'oreille et permet seule de débarrasser un nez des croûtes abondantes qui le tapissent.

VI. — Bains et étuves naturelles. — Nous avons réservé cette question du bain sulfureux pour la fin de notre exposition, non pas que nous considérions cette pratique thermale comme la moins importante et comme un accessoire de la cure, mais parce qu'une mauvaise interprétation de ses effets a été le point de départ de la prétendue action congestive attribuée aux eaux sulfureuses — bien à tort —, sur laquelle nous nous expliquerons ensuite.

Physiologiquement, le bain sulfureux réalise une quadruple action : 1° *action thermique*; 2° *action d'inhalation* indirecte par dégagement d'H²S : cette action n'est pas négligeable lorsque le malade est plongé dans les étuves naturelles de certaines sources chaudes; 3° *action de contact*. Celle-ci, avec les préparations de soufre ordinaire (sublimé ou précipité), est irritante sur la peau; elle est plus ou moins marquée suivant la durée, l'étendue de son application, l'état d'inflammation de l'épiderme : elle va depuis l'hyperémie légère par congestion papillaire et vaso-dilatation, jusqu'à la fluxion intense; elle peut aboutir à la vésiculation avec état eczématiforme ou même à la pustulation (par folliculite), comme chez les ouvriers employés à l'extraction du soufre. Les polysulfures participent aussi à cette action irritante; ils peuvent exister dans une eau minérale ou se former dans celle-ci, par l'action de l'air. Cette action est moins marquée avec le soufre en émulsion (et probablement à l'état colloïdal) des « eaux blanchissantes »; il semble avoir, sous cette forme, une action plus douce. Enfin, lorsque les eaux sulfureuses contiennent de la glairine ou barégine, cette matière organique, sur la nature de laquelle on n'est pas très exactement fixé, leur communique une onctuosité très particulière, surtout appréciée des malades atteints d'affections prurigineuses. L'action de contact est donc essentiellement variable suivant la nature du soufre employé. 4° Le bain a aussi une *action antiseptique* par l'H²S gazeux qui est absorbé directement par la peau (les sels minéraux dissous dans le bain ne traversent pas celle-ci). C'est par cette action que s'expliquent les propriétés parasiticides du bain contre la phtiriase, le demodex de l'acné, l'acare de la gale et le microsporon furfur du pityriasis versicolor. C'est par lui que se réparent de vieux ulcères ou que se ferment des trajets fistuleux anciens.

Mais ce processus de réparation des plaies, mal connu avant l'ère antiseptique, a fait croire que le soufre réveillait le mal pour le guérir; en réalité, il a simplement permis à quelque foyer d'ostéite mal éteint de se cicatriser après élimination de minuscules séquestres ou à quelque plaie anfractueuse de se fermer, après la sortie d'un corps étranger mal enkysté. C'est l'histoire des fameuses « plaies d'arquebusades » observées par A. Fontan à Barèges et aux Eaux-Bonnes, qui lui a fait classer les eaux sulfureuses parmi les excitants, en résumant leur action par trois mots : 1° augmenter et réveiller le mal; 2° le déplacer; 3° l'user.

3. — DE LA PRÉTENDUE ACTION CONGESTIVE DES EAUX SULFUREUSES

De cet axiome, il était facile de déduire que les eaux sulfureuses étaient congestives. On a d'ailleurs englobé sous le terme de congestion des phénomènes disparates : 1° l'action irritante du soufre en nature ou des polysulfures, qu'il est possible de régler ; 2° le processus de réparations des plaies anciennes ou anfractueuses; 3° les phénomènes de vaso-dilatation de la face produit par l'hyperthermalité d'un bain ou d'une étuve surchauffée; 4° les phénomènes de vaso-dilatation sur les muqueuses produits par une pulvérisation trop chaude ou trop longue; 5° les accidents de l'inhalation; 6° enfin et surtout, l'hémoptysie.

La congestion est le gros épouvantail des baigneurs et des médecins: l'imprécision de ce terme a permis de mettre à son actif tous les accidents observés ou simplement redoutés. Mise à part l'hémoptysie, sur laquelle nous nous expliquerons au chapitre des contre-indications, nous soutenons que les *accidents de la médication sulfureuse sont le fait d'un traitement intempestif ou mal dirigé, et non pas du soufre lui-même.* Charger ce médicament de tous les maux, c'est raisonner à la façon de quelqu'un qui excluerait la digitale ou l'opium de la thérapeutique, sous prétexte que ces médicaments peuvent tuer, s'ils sont administrés à dose toxique.

La *fièvre thermale*, qui n'est d'ailleurs pas spéciale aux stations sulfureuses et qui est inconnue dans certaines d'entre

elles, des plus riches en soufre, est probablement aussi, comme
la congestion, une étiquette vague sous laquelle on a classé
toute une série de faits disparates survenant pendant la cure,
par exemple, les accidents survenant chez les tuberculeux —
chez lesquels il y a contre-indication absolue de la cure, ainsi
que nous le verrons plus loin — ou les réactions résultant de
l'abus de certaines pratiques thermales (inhalations trop longues, bains trop prolongés ou trop chauds, etc.). Peut-être
aussi l'élévation thermique constatée et toujours peu élevée,
traduit-elle une oxydation et une combustion exagérées des
matières albuminoïdes, puisque le soufre élève la température
du corps, en accélérant les échanges nutritifs des tissus.

Judicieusement prescrite et sagement surveillée, la cure
sulfureuse est donc *seulement excitante et tonique: excitante*,
elle donne un coup de fouet à tout l'organisme en activant les
combustions. Déjà Bordeu comparait son « action de remon-
tement » à l'effet du café ou de certains vins généreux; en
tout cas, elle peut être réglée pour rester dans les limites
d'une stimulation physiologique. *Tonique*, elle apporte aux
cellules un élément reminéralisateur de premier ordre, le
soufre, qui entre dans la constitution de toutes nos matières
albuminoïdes et de l'hémoglobine du sang. A ce titre, comme
nous l'écrivions dès 1909, « c'est une médication reconstituante, au même rang que la médication arsenicale, phosphorée
ou ferrugineuse », avec des modalités et des indications
différentes.

4. — AUTRES IDÉES FAUSSES SUR LA CURE SULFUREUSE

Il nous sera facile maintenant de réfuter certaines opinions
fausses et couramment répandues dans les traités d'hydrologie.
Souvent condensées en formules à l'emporte-pièce, parfois
prononcées « ex cathedra », comme des dogmes intangibles, il
est temps de les réléguer au rang des préjugés.

« Les bains, inhalations, douches tiennent la plus grande
place dans la médication; ... la vraie *médication sulfureuse est
celle des bains* » : proposition fausse et nous avons placé en
tête, par ordre de valeur, la boisson qui permet au soufre de
circuler sous sa forme la plus lente, la plus assimilable et la
plus active.

« Les eaux sulfureuses ont un *champ d'action périphérique, prédominant sur la peau et sur les muqueuses* en connexion avec la peau; ... la médication sulfureuse est mobile, changeante, un *peu superficielle* et ne convient bien qu'aux diathèses fugaces, mobiles et périphériques. » Idée fausse, contre laquelle proteste le rôle trophique du soufre : au contraire, médication profonde, arrivant jusqu'au processus chimique intime des tissus, favorisant les échanges et la rénovation du sang; action durable aussi, car le résultat thérapeutique s'accentue encore après la cure et se prolonge pendant une longue période. Cet effet à longue portée est accusé par la plupart des malades.

« Les eaux sulfureuses *conviennent aux manifestations cutanées et muqueuses du lymphatisme et de la scrofule; elles doivent céder le pas aux chlorurées-sodiques,* quand il s'agit de combattre la diathèse elle-même ou ses manifestations profondes, ganglionnaires, articulaires ou osseuses. » C'est possible, et nous n'avons pas la prétention de tout guérir par le soufre. On peut néanmoins remarquer que la *cure sulfureuse est aussi,* à certain point de vue, *une médication chlorurée-sodique,* car la réaction de l'acide chlorhydrique de l'estomac, nous l'avons vu, donne lieu à la formation constante de chlorure de sodium, si l'eau minérale contient des sulfhydrates, des mono ou polysulfures ou même seulement des hyposulfites à base de sodium. Seules, les sulfurées calciques ne donnent pas lieu à cette réaction. La cure sulfureuse n'est pas évidemment une cure salée forte: elle réalise néanmoins une association heureuse du soufre et du sel.

« *Les eaux sulfurées ne sont pas une indication de l'arthritisme; ... elles sont contre-indiquées dans la goutte.* » Par son action oxydante, la médication sulfureuse s'adresse pourtant aux ralentis de la nutrition et c'est bien par l'insuffisance des combustions, la production exagérée d'acide urique, l'insuffisance d'excrétion de l'urée, etc. que l'on avait coutume de caractériser l'arthritisme dans son sens le plus étendu. Le docteur Royer, à la Société d'Hydrologie (1888), a d'ailleurs fait justice des arguments de Max Durand-Fardel sur les contre-indications du soufre dans la goutte, par l'étude des matériaux retrouvés dans l'urine des gouteux et par les faits cliniques observés à Challes, qui pouvait passer, à cause de sa forte sulfuration, pour être facilement congestive et déterminer des accès de goutte aiguë. Les recherches plus récentes des professeurs A. Robin et Maillard sont venues confirmer les heureux résultats du soufre dans le traitement du rhumatisme. Personne, d'ailleurs, ne conteste l'action des sulfureux dans certaines affections cutanées chez les arthritiques ou dans certaines localisations respiratoires de même origine : de la diathèse à certaines de ses manifestations, il parait difficile de déduire une indication thérapeutique différente.

On a voulu, enfin, faire en thérapeutique thermale une distinction *entre les tempéraments arthritiques et lymphatiques* et baser sur eux des indications différentes. Remarquons pourtant que, par *son action légèrement excitante, la médication sulfurée s'adresse aux lymphatiques aux « torpides »* qu'il faut secouer, comme *elle s'adresse aux arthritiques, par son action sur la nutrition retardante.* Nous estimons d'ailleurs que, toute indication thérapeutique devant être pathogénique, il serait nécessaire de rechercher et de déterminer les caractères physiologiques et cliniques de l'insuffisance sulfurée, pour fixer les indications de la médication par le soufre. Jusque là, les indications ne peuvent reposer, à notre avis, que sur l'action plus ou moins élective de ce médicament sur certains organes (voies respiratoires, peau, articulations, etc.). C'est cette classification que nous adopterons pour notre étude ; nous essayerons d'ailleurs de préciser le rôle du soufre pour chacun de ces organes et nous en déduirons les indications thérapeutiques.

VI

INDICATIONS DE LA MÉDICATION SULFUREUSE

1. — AFFECTIONS DES VOIES RESPIRATOIRES

I. — **Action du soufre.** — Elle se justifie dans le traitement des affections des voies respiratoires par *l'absorption rapide de son élément le plus actif, l'hydrogène sulfuré,* au niveau de la muqueuse pulmonaire (peut-être aussi au niveau de celle des voies aériennes supérieures) ; par *l'action antiseptique* énergique de ce gaz sur les microbes habituels de la bouche et des cavités accessoires des voies respiratoires, qui tarit rapidement une sécrétion purulente et transforme un catarrhe jaune en un catarrhe blanc; l'action du soufre se justifie surtout *par les modifications qui résultent de ce double courant d'hydrogène sulfuré* à son entrée et à sa sortie.

Ces modifications portent tout particulièrement : 1° *sur la circulation des muqueuses respiratoires* : c'est un phénomène de vaso-dilatation (entrainant une augmentation de la leuco-cytose) pouvant aller jusqu'à la congestion et l'hémoptysie; 2° *sur les sécrétions glandulaires* : le soufre est un excellent expectorant; le catarrhe augmente d'abord au début du traitement et l'expectoration devient plus fluide et plus abondante. Dans les formes de catarrhe sec, cette fluidification des crachats amène une amélioration fonctionnelle rapide; dans les formes humides, après cette aggravation apparente du début, les sécrétions deviennent muqueuses et plus claires; leur quantité diminue progressivement suivant l'intensité et l'ancienneté de l'inflammation des muqueuses et, finalement, elles disparaissent. La médication fournit d'ailleurs à la mucine des voies aériennes un élément soufré dont elle a besoin pour remplir son rôle de protection contre l'invasion microbienne et qu'elle contient en assez forte proportion (1,4 p. 100) : une expectoration abondante et persistante peut être, à elle seule, une cause de déminéralisation soufrée; 3° l'action de la médication porte aussi *sur l'innervation des muqueuses* : celles-ci deviennent moins sensibles aux causes d'irritation; l'hyperesthénie s'émousse, la toux réflexe diminue ou disparait.

Au total, les muqueuses aériennes sont fortifiées, leur résistance physiologique est accrue et ces modifications sont durables si la cure a été suffisante et bien dirigée. Les docteurs Flurin et Max François (de Cauterets) ont tout particulièrement insisté sur les heureux résultats de la médication sulfureuse dans la « débilité bronchique ». Cette débilité, qu'ils considèrent comme un véritable ralentissement local de la nutrition (par troubles de la sécrétion, de la circulation et de l'innervation) est peut-être plus marquée encore sur les muqueuses des voies aériennes supérieures: il suffit de se rappeler combien facilement certaines affections nasales retentissent sur tout l'arbre aérien. Les sulfureux sont certainement d'excellents toniques des muqueuses respiratoires : celles-ci seront désormais moins sensibles et les crises de dyspnée, d'obstruction nasale, d'éternuement, de toux, qui traduisaient la souffrance de ces muqueuses auparavant débiles, deviendront bien plus rares.

La conséquence de ces actions diverses se manifeste par une *meilleure ventilation pulmonaire* (qui a été constatée au spiromètre de Verdin) et qui entraîne elle-même une *meilleure hématose*.

II. — Indications. — *Toutes les pratiques thermales peuvent être mises en action* pour la cure sulfureuse des affections des voies respiratoires : plus les muqueuses malades seront près de l'entrée de l'arbre aérien, moins elles seront profondément situées et plus elles seront accessibles aux pulvérisations, inhalations, gargarismes et douches pharyngées. C'est dire que les *affections du nez, cavum, pharynx, amygdales, larynx bénéficieront au maximum de cette imprégnation soufrée*.

Beaucoup de ces affections sont justiciables d'un traitement opératoire que la cure ne pourra évidemment remplacer. Mais celle-ci constituera une *excellente préparation à l'intervention chirurgicale*, quand il s'agira de désinfecter au préalable une cavité anfractueuse, telle que le nez, le cavum ou les cryptes amygdaliennes. La cure sulfureuse sera aussi un *heureux complément de l'opération* pour tarir certains catarrhes purulents qui persistent sur un terrain lymphatique, malgré le curettage le mieux exécuté du cavum et de tous les recoins naso-pharyngés.

Il faut d'ailleurs, en clinique thermale, *faire une distinction importante entre les catarrhes purulents et les catarrhes muqueux* des voies aériennes, bien qu'il n'y ait aucune délimitation précise entre les deux. *Les catarrhes purulents* ne sont justiciables que des eaux sulfureuses. Comme le dit Lermoyez : « Le catarrhe jaune réclame surtout un traitement antiseptique dont le jaune soufre est l'agent presque exclusif…, le pus appelle le soufre. » Cette formule s'applique aussi bien aux enfants, aux « morveux » adénoïdiens le plus souvent, avec *coryza purulent de la voûte du cavum et des pavillons tubaires*, qu'aux adultes qui présentent des *phénomènes d'infection à distance*, par déglutition de muco-pus ou aux chanteurs désespérés par le « chat » de leur gorge, produit par une *laryngite muco-purulente chronique*, localisée aux glandes marginales des cordes. Dans cette catégorie rentrent aussi les *catarrhes trachéo-bronchiques purulents* qui ont résisté aux injections intra-trachéales.

Quant au catarrhe blanc, le *catarrhe muqueux*, il est tantôt justiciable des eaux arsenicales, tantôt des eaux sulfureuses. Chez l'enfant, que ce soit des lymphatiques anémiés, mous, généralement scrofuleux, des « torpides », en un mot, ou des fils d'arthritiques, des « irritables congestifs », ils réclament une cure de sédation et de décongestion que ne saurait leur procurer le soufre. Chez l'adulte, il faut faire preuve de sens clinique, connaître le tempérament du malade et se guider d'après la forme du catarrhe. Si le malade est un neuro-arthritique atteint de poussées fréquentes, à évolutions paroxystiques, il n'est pas justiciable de la cure sulfureuse. De même si le catarrhe est hyperémique ou spasmodique, il est habituellement sous la dépendance d'une maladie générale justiciable des eaux arsenicales. Mais si le malade est un atone, non excitable et surtout, s'il est porteur d'*un catarrhe humide avec sécrétion muqueuse abondante*, il rentre dans les indications du soufre et non de l'arsenic. Le traitement local joue, en effet, un grand rôle dans ce cas, et les inhalations, le humage, les pulvérisations tariront le catarrhe ou l'amélioreront considérablement. C'est « le triomphe des eaux sulfureuses ».

Parmi les affections de cette catégorie, il faut citer : la *rhinite catarrhale chronique*, le *catarrhe naso-pharyngien*, la *pharyngite humide*, la *laryngite catarrhale professionnelle*, la *rhino-trachéo-bronchite descendante*, les *vésiqués* (intoxication par l'ypérite ou l'arsine), les *bronchorrhées*, les *bronchites* chroniques avec leurs aboutissants : *dilatation des bronches et emphysème*. Presque toutes les affections des bronches et du poumon — à part la tuberculose et les névroses respiratoires — peuvent être utilement traitées par le soufre et s'il fallait indiquer par une formule simple, facile à retenir, ses indications dans les affections des muqueuses aériennes, nous dirions que : « *plus le catarrhe est humide, plus il est purulent, plus il est justiciable du soufre* ».

Rappelons pour mémoire l'heureuse *influence du traitement sulfureux* par l'irrigation nasale, dans l'*ozène*. Cette affection désespérante n'est pas guérie par les eaux : celles-ci, du moins, font réagir une muqueuse nasale atone, débarrassent le nez des croûtes qui le tapissent et de l'odeur infecte qui s'en exhale et améliorent considérablement les localisations profondes de cette affection sur le pharynx, le larynx ou la trachée.

Il faut rattacher aux affections des voies respiratoires les *affections de l'oreille qui ont une origine rhino-pharyngée.* En désinfectant le cavum, en désobstruant la trompe d'Eustache par la pratique des pulvérisations ou du humage, lorsque celui-ci particulièrement est complété par la douche auriculaire gazeuse, la cure sulfureuse a une action prophylactique et même curative sur les catarrhes de la trompe et de l'oreille moyenne, mais elle est évidemment impuissante à guérir une otorrhée vraie ou une sclérose de l'oreille.

Le nombre de stations sulfureuses qui réclament le traitement des affections des voies respiratoires est considérable et le praticien n'aura que l'embarras du choix; chacune d'elles a d'ailleurs sa spécialisation, sa pratique thermale dominante que nous indiquerons dans la deuxième partie de notre étude.

Le traitement des affections des voies respiratoires constitue certainement l'indication la plus importante de la cure sulfureuse, son plus gros lot, sans que toutefois les affections suivantes puissent être considérées comme des indications accessoires.

2. — DERMATOSES

I. — Action du soufre sur les dermatoses. — Dans les maladies de la peau, le soufre — ou ses composés — peut agir : 1° par *action de contact direct* (nous l'avons étudiée à l'article bains) ; 2° il agit surtout par *l'action antiseptique de l'H^2S* — qui s'absorbe directement à travers l'épiderme dans la pratique des bains ou des douches —, cette action porte aussi bien sur les parasites que sur les éléments microbiens, ceux-ci jouant un rôle primitif ou secondaire souvent très important; 3° le soufre *fournit aussi aux tissus ectodermiques la forte proportion de kératines* dont elles ont besoin pour se constituer. Unna attribuait déjà aux préparations de soufre un effet de kératinisation des cellules épithéliales qu'il comparait à celui de l'ichtyol ou de la résorcine. Nous nous expliquons mieux encore maintenant, par la notion de l'insuffisance sulfurée dans les affections cutanées, cet effet kératoplastique; 4° la médication sulfureuse agit probablement aussi comme *agent* *de désintoxication par le soufre hépatique et intestinal et par son action diurétique* importante ; 5° par son *action sur la nutrition générale* en exaltant profondément les échanges. Par tous ces moyens, le soufre s'adresse non seulement à la lésion cutanée, mais à la diathèse dont celle-ci n'est souvent que l'expression. Le docteur Got (de Cauterets) admet aussi que l'HS, en s'éliminant à travers la peau, excite les extrémités terminales des nerfs périphériques, active le travail sécrétoire des glandes et entraine le décapage de la peau.

II. — **Indications.** — *Cette action complexe commande un traitement prudent.* N'oublions pas que certaines peaux, plus encore que certaines muqueuses, sont délicates et facilement irritables, qu'à côté des dermatoses vraies, parasitaires ou microbiennes (dont les plus caractéristiques sont l'acné ou le lupus vulgaire), il existe des réactions cutanées dont l'eczéma et l'urticaire sont les types et dont les causes peuvent varier d'un individu à l'autre suivant son hérédité, son alimentation, son état nerveux, etc... Chaque sujet parait réagir suivant un mode qui lui est propre ; il ne faudra donc pas « par un emploi irraisonné, provoquer des poussées toujours fâcheuses au niveau de la lésion cutanée ». La cure de boisson, combinée avec la pratique des bains, étuves, pulvérisations et douches locales, devra être maniée avec un doigté particulier, suivant le tempérament, l'âge du malade, l'ancienneté de la lésion et *surtout suivant son état subaigu ou torpide.*

Les notions cliniques fixeront le choix de la station. Laissant de côté les formes irritables ou aiguës, qui sont contre-indiquées ou justiciables des eaux sulfatées — par exemple, Brides ou St-Gervais — on pourra soigner utilement dans les stations peu sulfurées, très alcalines et riches surtout en glairine ou barégine (Amélie-les-Bains, Moligt, sources dégénérées de Cauterets) *certains herpès, certains prurigos* à tendance chronique, *certains urticaires* ayant les mêmes caractères, *l'eczéma chronique* sur lequel se greffent parfois *des poussées subaiguës.*

Les eaux plus sulfureuses ou moins alcalines, par exemple, les « eaux blanchissantes » d'Ax et de Luchon, sources faibles de Cauterets, etc... s'adresseront à des *formes déjà nettement chroniques dont le type est l'eczéma séborrhéique* « le triomphe de la médication sulfureuse » (Lamarque). Dans cette catégorie rentrent aussi le *lupus érythémateux,* les *scrofu-*

lides (lichen scrofulosorum), le *purpura* à sa période de convalescence.

Enfin, les eaux fortes, très sulfurées (Challes, Barèges, sources fortes de Cauterets et Luchon) sont justiciables des *formes nettement torpides de l'eczéma*, particulièrement *s'il est localisé au pourtour des orifices naturels* (oreilles, nez, bouche, anus, scrotum, grandes lèvres) ou ses formes en saillie : *eczéma nummulaire* à placards sur le tronc et les membres, *eczéma palmaire et plantaire* d'aspect kératosique, *eczéma lichénoïde* ou verruqueux.

L'acné est une des dermatoses microbiennes les mieux améliorées et parfois guéries par le soufre, quelle qu'en soit la variété clinique (acné polymorphe juvénile, acné rosacée, acné hypertrophique, acné nécrotique). L'action du traitement sulfureux paraît dû autant à l'action antiseptique locale (sur le staphylocoque) qu'à l'action générale de résulfuration, car cette affection apparaît surtout chez certains prédisposés, « au moment de la puberté, le plus souvent, lorsque la croissance du squelette, des poils, l'apparition du sperme ou des règles exigent une augmentation de la nutrition sulfurée » (Pradal). L'acné est donc justiciable des eaux fortes de même que les autres dermatoses staphylococciques, le *sycosis*, la *furonculose*.

Les maladies de peau dues au streptocoque, *impetigo, dermites infantiles, épidermite chronique, intertrigo*, sont très bien guéries aux eaux sulfureuses.

Les affections cutanées dues au bacille de Koch sont localement assez peu influencées par le traitement thermal (lupus).

La *pelade*, dans laquelle Jacquet a noté une diminution toute particulière du soufre, a donné d'heureux résultats à Luchon, Cauterets, Ax, Amélie-les-Bains.

Citons enfin, pour mémoire, *l'ichtyose, les kératodermies* et *le psoriasis;* la valeur du soufre dans cette affection est inférieure à celle de l'arsenic. Même aux eaux sulfureuses les plus fortes, on blanchit un peu le psoriasis, mais on ne le guérit pas.

3. — SYPHILIS

La question de la syphilis et des eaux sulfureuses, très discutée autrefois, a perdu un peu de son intérêt depuis le traitement de cette affection par le 606 ou autres préparations arsenicales.

I. — Soufre et mercure. — *Le soufre n'a pas d'action curative* vraie sur la syphilis : il ne guérit pas directement les accidents syphilitiques et n'a pas d'action spécifique comme le mercure ou l'arsénobenzol.

Le traitement d'épreuve autrefois employé aux eaux sulfureuses est inutile et dangereux. Basé sur la propriété qu'on attribuait à l'eau sulfureuse de produire chez le syphilitique non guéri une poussée d'accidents spécifiques, il n'a aucune valeur, car la réaction de Bordet-Wasermann nous renseigne bien mieux sur la question et il a donné de cruelles déceptions, car innombrables sont les malades qui, restés sans manifestations pendant et après une cure sulfureuse, ont eu plus tard des accidents spécifiques graves (Chatin). Le « jugement des eaux » est donc abandonné.

Signalons toutefois que l'emploi combiné du mercure et du soufre colloïdal ont permis de rendre positive une réaction de Wasermann antérieurement négative, sorte de réviviscence de la syphilis par la mise en liberté des anti-corps (Bergeron et Jouffray).

Mais le soufre a une *action adjuvante importante dans le traitement mercuriel.* Celle-ci porte sur l'état général et sur une meilleure utilisation des préparations mercurielles :

1° *Les eaux sulfureuses facilitent l'élimination régulière du mercure et augmentent sa circulation.* Cette action repose sur la propriété du soufre de transformer l'albuminate de mercure insoluble en sulfate de mercure soluble. Nous avons exposé précédemment à ce sujet l'expérience d'Astrié, vérifiée et interprétée par Desmoulière et Bertier. Cette action solubilisante permet un meilleur rendement du mercure. Celui-ci, au lieu de rester accumulé dans les tissus, *redeviendra circulant et actif :* on a pu le retrouver, dix-huit mois après une cure mercurielle, dans les urines des personnes soumises à un traitement sulfureux. Ne pouvant pas s'accumuler dans les organes, le mercure ne *pourra pas produire de phénomènes d'intoxication,* en particulier la stomatite. Au total, par son élimination rapide, il *permettra au syphilitique de supporter des doses énormes,* deux ou trois fois supérieures aux doses normales (20 grammes d'onguent mercuriel et 5 ou 6 centigrammes de benzoate ou de biiodure par jour).

Le soufre empêche donc les accidents d'hydrargyrisme et Doyon, d'Uriage, a pu déclarer qu'il n'avait pour ainsi dire, pas vu de stomatite au cours de 50 années de pratique thermale ; lorsque ces accidents sont antérieurs ou en cours, la cure sulfureuse les arrête rapidement et les fait bientôt disparaitre ; enfin elle empêche la rétention du mercure.

2" Une autre action importante sur *l'état général*, provient de la *reminéralisation de l'organisme* par le soufre ; la désulfuration de la période secondaire a été bien mise en lumière par A. Robin, Gastou, J. Ferras. Enfin, par son *action reconstituante sur le sang*, en augmentant le nombre des globules rouges et en activant de moitié la réduction de l'hémoglobine dans les tissus, la médication sulfureuse combat utilement l'anémie de la syphilis et le ralentissement de la nutrition qu'elle entraine, car le rapport azoturique, suivant Gaucher et Crouzon est abaissé 70 fois sur 100 dans la syphilis secondaire : or, nous savons que l'élimination considérable d'urée due au soufre relève ce rapport.

L'action adjuvante du traitement mercuriel, reconnue depuis longtemps pour les eaux sulfureuses, a été démontrée aussi par MM. Loëper, Bergeron et Vahram pour une solution mixte de soufre et de mercure colloïdal (employée en injections intra-fessière ou veineuse) ainsi que par le docteur Bouveyron pour les préparations de soufre colloïdal employé par la voie stomacale.

Mais l'imprégnation de tout l'organisme par le mercure étant le but de la médication, il y aura avantage à mettre en œuvre toutes les voies d'absorption du soufre : ainsi s'établit la *supériorité des cures thermales* qui combinent toutes les pratiques de la boisson, de l'inhalation ou du humage, des bains, douches, étuves.

II. — **Indications.** — Elles peuvent se résumer de la façon suivante (Ray. Durand-Fardel) :

1° Les syphilitiques qui, au cours d'un traitement mercuriel normal, auront manifesté une intolérance marquée (*hydrargyrisme*) ou une absence d'effets thérapeutiques (*rétention mercurielle*) ;

2° Ceux qui sont *anémiés*, déprimés nerveusement et ne sont pas en état de résister à une cure mercurielle, même modérée ;

3° Ceux qui ont besoin d'un *traitement intensif ou rapide* : dermatoses rebelles (syphilides palmaires, psoriasis) formes malignes précoces à accidents répétés et rapprochés (syphilis à jet continu de Fournier) ; manifestations graves par leur siège (œil, nez, larynx) ; les syphilides scléro-gommeuses de la langue et des lèvres ; les manifestations viscérales, hépatiques, artérielles, médullaires ou cérébrales.

Les deux cures, *thermale et mercurielle*, sont faites habituellement *simultanément*. Dans certains cas, la cure thermale peut être *intercalaire*, c'est-à-dire faite dans l'intervalle de deux cures spécifiques et sans adjonction de traitement mercuriel ; à la première période où le syphilitique est chaque année méthodiquement mercurialisé, la cure doit rester intercalaire, pour devenir mixte plus tard lorsque de nouvelles mercurialisations ne semblent plus nécessaires.

III. — Choix de la station. — Le professeur Garrigou pensait que les eaux les plus riches en hyposulfites étaient les meilleures, telles qu'Ax et Olette. L'action solubilisante du soufre sur l'albuminate de mercure étant d'autant plus marquée que le composé sulfuré est moins oxygéné, il semble plus rationnel de s'adresser aux hydrosulfurées et surtout aux sulfurées sodiques, car ici la *boisson joue un rôle important*. Les plus digestives et les plus fortes seront donc les meilleures (Challes, Uriage) : les autres distinctions ne sont qu'une question de nuances tirée surtout du tempérament du malade : les enfants syphilitiques héréditaires iront de préférence à Challes ou Uriage ; les syphilis malignes à manifestations ulcéreuses, osseuses, tenaces, chez le adultes profondément débilités, iront surtout à Barèges ; les arthritiques, les névropathes à Ax, Cauterets, Luchon. Amélie et le Vernet, par leur situation méridionale et leurs caractères climatologiques, permettront une cure au printemps, à l'automne et même en hiver.

IV. — Comment se comporte le soufre vis-à-vis de l'arséno-benzol ? — La question a son intérêt, car les syphilitiques sont habituellement soumis aux deux médications spécifiques combinées. Il résulte de diverses observations cliniques que la cure sulfureuse conserve ses avantages du côté mercure, sans qu'il se manifeste aucun effet spécial du fait de l'arséno-benzol.

4. — RHUMATISME CHRONIQUE

1. — **Action du soufre et de la thermalité.** — L'empirisme ancien et la clinique thermale avaient montré depuis longtemps les heureux résultats du traitement sulfureux dans le rhumatisme chronique. Les professeurs A. Robin et Maillard ont étayé ce traitement sur des bases scientifiques, par des considérations d'ordre trophique déjà exposées : ils ont montré que le rhumatisme chronique et particulièrement la polyarthrite déformante progressive sont justifiables d'une résulfuration thérapeutique. Avec des observations à l'appui (rapportées dans la thèse de Telkès) ils ont soutenu que l'on peut obtenir la guérison complète de cette maladie réputée jusqu'ici incurable, lorsque le traitement est appliqué de bonne heure et suffisamment prolongé. Même dans les cas anciens, où les déformations et l'ankylose remontent à des années, on note une amélioration inespérée, un arrêt dans sa marche progressivement fatale, à condition que les déformations squelettiques ne soient pas devenues irrémédiables.

Si l'on admet simplement que les affections rhumatismales chroniques sont dues à un ralentissement de la nutrition, amenant un état uricémique du sang, comme le soutenait le professeur Bouchard, on comprend aussi l'action profonde du soufre, par tout ce que nous avons dit de son action diurétique et de son action oxydante sur les matériaux albuminoïdes.

Le traitement préconisé par MM. Robin et Maillard repose sur *l'usage interne prolongé* (pendant des mois) et à *hautes doses* de soufre colloïdal (o gr. 40 par jour). Les eaux sulfureuses ne paraissent donc pas assez fortement minéralisées pour réaliser cette indication; il y a pourtant une exception au moins : l'eau de Challes « véritable essence d'eau sulfureuse » contient en effet, par litre, o gr. 53 de soufre calculé en monosulfure de sodium, sous une forme particulièrement fixe et stable, suivant le professeur Garrigou; elle réaliserait donc l'indication d'une résulfuration intensive.

Mais dans le traitement du rhumatisme, intervient un autre facteur important, *la thermalité de l'eau minérale* : celle-ci détermine une hyperactivité circulatoire qu'il est d'ailleurs possible de graduer par l'emploi des bains, étuves, douches (générales ou locales), qu'il est possible aussi d'accentuer par le massage combiné aux pratiques thermales et dont l'effet se fait sentir sur les appareils articulaires, sur les masses musculaires et sur les terminaisons nerveuses. L'importance de la chaleur est considérable dans le rhumatisme et toutes les eaux à thermalité élevée, quelle que soit leur minéralisation, améliorent le rhumatisme.

Le traitement thermal de celui-ci devra donc *combiner un effet thermique avec l'action interne d'une eau fortement sulfureuse;* c'est ce qui se pratiquait autrefois à Aix où l'on faisait une association heureuse du traitement de l'eau de Challes en boisson avec les pratiques spéciales à la cure d'Aix, douche-massage, bains de vapeur (Bouillon ou Berthollet). D'autres stations, telles que Ax, Luchon, Cauterets, Amélie-les-Bains, Le Vernet, peuvent d'ailleurs, avec des eaux chaudes (présentant une gamme thermique variée) quoique faiblement minéralisées, réaliser en partie cette indication double, à condition que le traitement soit poursuivi bien au delà des 21 jours classiques d'une cure thermale.

II. — **Indications.** — Il faut *écarter* de la cure sulfureuse les *poussées aiguës* dans les arthropathies de toute nature (rhumatismes, goutte, etc...) ainsi que *la tuberculose* sous toutes ses formes (synoviale, articulaire, etc...). La *goutte,* après ce que nous savons de l'élimination de l'acide urique et des urates par le traitement sulfuré, n'est pas formellement contre-indiquée aux eaux sulfureuses, comme on l'a soutenu pendant longtemps; le traitement doit être néanmoins très prudemment surveillé pour ne pas déclencher une crise aiguë.

Mais, *toutes les formes chroniques du rhumatisme* sont justiciables des eaux sulfureuses, qu'il soit héréditaire ou acquis, consécutif à du rhumatisme aigu ou à de la goutte, survenant après une blennorrhagie ou une angine, etc... et *quelle que soit sa localisation : articulaire* avec épaisissement péri-articulaire, synovite tendineuse, raideurs, etc..., ou *musculaire* (type : lumbago) ou *névralgique.* Les formes très anciennes et déformantes sont évidemment particulièrement tenaces et exigent, pour être améliorées, sinon guéries, un traitement prolongé et plusieurs cures successives.

5. — INDICATIONS SECONDAIRES DE LA CURE SULFUREUSE

I. — Affections urinaires. — Pour faire un exposé complet des indications du soufre, il faut citer son emploi dans certaines affections urinaires d'origine catarrhale (catarrhe de la vessie) ou liées à la diathèse urique (colique néphrétique, gravelle, pyélonéphrite). L'emploi des eaux sulfureuses s'est peu généralisé dans ces affections.

Mais une mention particulière doit être faite pour les affections gynécologiques et les affections chirurgicales.

II. — Affections gynécologiques. — On a traité bien des affections gynécologiques diverses aux eaux sulfureuses avant l'ère antiseptique et surtout avant la chirurgie gynécologique. Pendant longtemps, certaines eaux des Pyrénées ont passé pour des « engrosseuses » et l'une d'elles (St-Sauveur) a conservé sa spécialité des « maladies des femmes » *métrites, salpingo-ovarites, paramétrites, suites de couches, stérilité,* etc...

Les eaux sulfureuses ont peut-être la propriété de réveiller la tonicité utéro-pelvienne défaillante ou amoindrie; cette action serait probablement du même ordre que celle que produit le soufre sur les fibres musculaires lisses des bronches; on note assez souvent aux stations sulfureuses une certaine excitation génésique, quelquefois une avance de la menstruation, parfois aussi, dans les mois qui suivent, la cessation de stérilités anciennes ou rebelles à tout traitement.

Mais vraisemblablement, ce résultat est plutôt dû à *l'action antiseptique des bains et injections vaginales* prescrites au cours de la cure chez des femmes présentant de la métrite ou de la vaginite. Cette action nous parait du même ordre que celle que l'on observe occasionnellement, au cours d'un traitement thermal, chez des personnes présentant de l'uréthrite ou de la cystite gonococcique, affections véritablement améliorées par la cure de boisson, lorsque celle-ci est à la fois sulfureuse et alcaline. Nous en avons observé personnellement quelques cas à Challes.

III. — Affections chirurgicales. — La guerre a donné un regain d'actualité à l'ancien traitement des « plaies d'arquebusades », autrefois employé dans les stations pyrénéennes.

Dès la période antiseptique, on avait conseillé le soufre en poudre dans les plaies anfractueuses, atoniques ou dans les trajets fistuleux. En 1893, le docteur Arbuthnot Lane, chirurgien de l'hôpital des Enfants, à Londres, rappelait que le soufre en poudre s'oxyde et agit au titre d'H_2S naissant et même peut aller jusqu'à l'acide sulfurique, cautérisant les plaies dont la vitalité des bourgeons est changée.

A Barèges, les docteurs Molinéry, Meyssan et Sempé, en 1917-18, et avec le concours des docteurs Louvardet et Sabathié, en 1919, ont traité avec plein succès des blessés de guerre (plaies atones, fistules) récents ou anciens, par des pansements à l'eau minérale. A la même époque, le médecin principal Viguier pratiquait de larges évidements osseux et envoyait aussitôt ses opérés à Luchon.

Nous même, dès le début de la guerre (septembre et octobre 1914), avec le docteur Raugé, nous avons traité systématiquement par les pulvérisations sulfureuses de Challes et quelquefois par les bains, des blessés des membres (par éclats d'obus) avec fracas osseux ou plaies des parties molles, profondes, anfractueuses et déchiquetées. Nous avons obtenu des réparations rapides des plaies, sans autre pansement que ce cataplasme de vapeur antiseptique.

Cette méthode pourrait certainement être essayée, même à domicile, par la pulvérisation d'eaux sulfureuses sur *certains ulcères désespérants, certaines plaies atones* ou sur des *trajets fistuleux* qui ne se ferment jamais.

VII

CONTRE-INDICATIONS
DE LA MÉDICATION SULFUREUSE

Pour ne pas reproduire simplement le cliché habituel, toujours un peu vague des contre-indications, nous laisserons volontairement de côté les affections dont le traitement n'a rien à faire avec la cure sulfureuse et qui sont plutôt des **non-indications:** nous les citons simplement, parce qu'elles sont habituellement reproduites, en bloc ou séparément, dans les traités d'hydrologie : épilepsie, hystérie, cancer, états fébriles, obésité, albuminuries, prostatiques, etc...

Pour les **hépatiques**, habituellement classés dans les contre-indications, la question est discutable, par tout ce que nous savons aujourd'hui du soufre hépatique et de son action comme agent de désintoxication, grâce au mécanisme de la sulfo-conjugaison. Rappelons aussi que suivant la théorie de Roth, plus haut exposée, il y a désobstruction du système porte, dans la cure sulfureuse, par formation de sulfure de fer; un certain nombre de congestions du foie (surtout chez les palu-déens) ont d'ailleurs été guéries par un traitement sulfureux.

Une partie des contre-indications a été traitée au chapitre précédent, particulièrement pour les affections cutanées et le rhumatisme.

Il nous reste à insister particulièrement sur trois points importants qui commandent l'attention du praticien lorsqu'il pose l'indication d'une cure thermale.

I. — **Eréthisme cardio-vasculaire**: artério-sclérose avan-cée, lésions valvulaires mal compensées. — Ces contre-indications sont tout à fait relatives : à la période avancée de ces affections, l'indication thérapeutique de ces hyposystoliques est évidemment ailleurs que dans une cure thermale. Dans leur période de compensation, signalons que le *cœur n'est pas influencé défavorablement par le traitement sulfureux.* Le docteur Got (de Cauterets), étudiant la pression artérielle au Pachon note, dès le quatrième ou cinquième jour de la cure, une diminution à peu près constante de la pression minima : la pression maxima reste stationnaire ou s'élève, mais toujours la pression différentielle est augmentée, en même temps que la circulation de retour périphérique et viscérale devient plus facile. Ces recherches seraient intéressantes, si elles étaient poursuivies systématiquement sur des cardiaques.

II. — **Nerveux excitables et congestifs irritables.** — Ce chapitre pose l'indication respective des eaux sulfureuses et des eaux arsenicales à l'égard d'une catégorie de malades que nous ne pouvons désigner autrement que par cette épi-thète clinique de congestifs irritables : nous entendons par là des malades et particulièrement des enfants *d'hérédité nette-ment neuro-arthritique, atteints d'affections des voies respira-toires à forme spasmodique et congestive* dont les crises ont comme caractères : la brusquerie d'apparition, l'intensité immédiate des phénomènes fébriles, la répétition fréquente des accès (surtout en hiver) et leur disparition rapide.

Parmi ces affections il faut citer particulièrement le rhume des foins, le coryza hypérémique, certaines congestions pulmonaires et surtout l'asthme vrai. Le soufre, avec ses réactions multiples et ses effets sur la circulation, la secrétion et peut-être l'innervation des muqueuses aériennes, peut jouer le rôle d'une « épine irritative » et déclencher la crise. Ces malades sont peut-être justiciables de certaines eaux très sédatives (surtout les hyposulfitées) où le soufre ne joue qu'un rôle accessoire; ils sont surtout justiciables des eaux arsenicales, plus rarement des cures mixtes (comme Saint-Honoré) ou des cures alternantes (tantôt arsenicales, tantôt sulfureuses douces). Mais les eaux sulfurées sodiques fortes ne sauraient leur convenir.

III. — **Tuberculose.** — En dépouillant le dossier un peu volumineux de la tuberculose aux eaux sulfureuses, on remarque que tous les médecins sont d'accord sur les contre-indications dans les périodes avancées de cette affection, dans ses formes fébriles ou congestives et hémoptoïques aussi. Tout au plus, certaines sources, toujours de celles classées parmi les sédatives, réclament-elles les formes torpides, nettement apyrétiques, les pré-bacilloses ou les localisations laryngées.

Nous croyons fermement à la contre-indication de la cure sulfureuse dans la tuberculose pulmonaire pour les deux raisons suivantes :

a) *Danger de l'hémoptysie* dans un réseau vasculaire fragile qu'une vaso-dilatation due au soufre ou qu'un effort de toux (par l'effet de contraction de l'H²S sur les fibres musculaires des bronches) peut facilement rompre : il en résulterait, à part la gravité de l'accident immédiat, une *diffusion des lésions pulmonaires*, alors que la thérapeutique doit tendre à cicatriser et à scléroser celles-ci.

b) *L'étude du bilan nutritif des tuberculeux* (en particulier les recherches d'A. Robin et M. Binet) ont montré une déperdition urinaire accusant un *coefficient de déminéralisation très supérieur à la normale* : c'est une augmentation considérable des chlorures, des phosphates et des dérivés azotés provenant de la combustion des albuminoïdes, sous forme de produits de plus en plus oxydés : xanthine, acide urique, tyrosine, leucine et surtout urée. Les tuberculeux brûlent leurs tissus : seuls, parmi les éléments minéraux, les sulfates, dosés dans leurs urines, accusent une teneur moins élevée qu'à l'état normal ; nous n'en tirerons pas la conclusion qu'il faut les reminéraliser en soufre, mais seulement que cet élément est utilisé chez ces malades, par la mucine des voies respiratoires qui en fait un usage abondant au cours d'une expectoration continue. Hénocque, enfin, a montré que dans la tuberculose, *l'oxyhémoglobine du sang se réduit beaucoup plus qu'à l'état normal*. Or, l'action intime de la médication sulfureuse réside précisément dans l'augmentation du coefficient d'oxydation des albuminoïdes et dans l'augmentation de l'activité de réduction de l'oxyhémoglobine. Donner du soufre aux tuberculeux, c'est donc augmenter leur autophagie.

Cette contre-indication capitale de la médication sulfurée met en parfait accord les données physiologiques précédemment exposées avec les enseignements de la clinique qui avait montré depuis longtemps les dangers de cette médication dans la tuberculose. Et cette contre-indication générale s'applique aussi à la tuberculose rhino-pharyngo-laryngée qui est, dit le docteur Lermoyez, en quelque sorte « un *noli me tangere* thermal ». L'étude des contre-indications dans les autres localisations de la tuberculose devrait être reprise, en tenant compte des considérations précédentes.

DEUXIÈME PARTIE

SPÉCIALISATION SULFURÉE
VALEUR CRITIQUE ET COMPARATIVE
DES DIFFÉRENTES PRÉPARATIONS
DE SOUFRE

Dans le choix d'une préparation sulfureuse, on peut s'adresser à trois sortes de préparations : 1° soufre en nature et ses composés ((sulfures), forme la plus anciennement connue ; 2° soufre colloïdal, d'acquisition récente ; 3° eaux minérales naturelles.

I

SOUFRE MÉTALLOÏDE ET SES DÉRIVÉS

1. — SOUFRE

Variétés. — Il existe sous forme de deux variétés : le *soufre sublimé* et lavé ou fleurs de soufre ; le *soufre précipité* (ou magistère de soufre), employé seulement à l'extérieur.

Usage externe. — Le soufre précipité, qui est la forme la plus utilisable, est insoluble dans l'eau et l'alcool, mais soluble dans les huiles fixes et volatiles, l'éther, le chloroforme, la benzine et surtout le sulfure de carbone.

Il est employé sous forme de glycéré, de lotions, de pâtes ou pommades ; il constitue l'élément actif des préparations antipsoriques ; son action parasiticide est très nette surtout contre l'acare de la gale et le démodex folliculorum.

Usage interne. — Il est employé sous forme d'électuaires, de mellites, de pastilles. Son action la mieux connue est son *action purgative*, mais celle-ci est incertaine pour deux raisons : 1° l'insolubilité du soufre dans l'eau; 2° l'irrégularité et l'infidélité de l'absorption intestinale; celle-ci varie, suivant les divers auteurs, de 10 à 20 p. 100. Ces deux causes expliquent l'inconstance de l'action des vieilles formes insolubles du soufre de l'ancienne pharmacopée : c'est ainsi qu'on a vu autrefois des doses massives et journalières rester sans action sur l'intestin, puis produire tout à coup des débâcles formidables et même des phénomènes d'excitation graves (Andrieux).

On a préconisé aussi *l'huile soufrée en injections intramusculaires* dans le traitement des psoriasis : cette injection était fort douloureuse et suivie de réactions thermiques; elle était malaisément applicable suivant la méthode de Bory. Ses travaux ont été repris par le professeur Pautrier (de Strasbourg) qui serait arrivé à préparer une huile soufrée active, dont les injections se montrent indolores et apyrétiques; elle aurait donné des résultats encourageants dans le psoriasis, la pelade et l'acné.

2. — SULFURES

Ils présentent sur les préparations de soufre sublimé ou précipité les avantages d'être un peu solubles dans l'eau et de donner lieu facilement à de l'H^2S, par l'action d'acides faibles (par exemple, l'HCl de l'estomac). Cet avantage constitue aussi un défaut et explique leur *facile altération* : sous l'influence de l'acide carbonique de l'air, il se forme des carbonates et de l'H^2S gazeux, qui s'échappe peu à peu de la préparation lorsqu'elle est en vidange. Aussi, ne faut-il en préparer que de petites quantités à la fois. Différentes spécialités, successivement vantées, puis tombées dans l'oubli, avaient la prétention de remplacer les eaux sulfureuses naturelles : toutes sont facilement altérables.

Assez récemment, M. Brisson, en faisant agir du chlorure de soufre sur l'acide chrysophanique en milieu chloroformique, aurait obtenu une préparation, la *proculine*, où les molécules de soufre sont fixés à l'acide chrysophanique sous forme de sulfures. Présentée par le docteur Brocq, cette préparation (en pommade) se serait montrée active dans le traitement du psoriasis.

II

SOUFRE COLLOÏDAL

Le soufre colloïdal est d'acquisition récente, mais diverses réactions chimiques avaient permis de le soupçonner avant que l'on soit arrivé à un mode de préparation pratique.

1. — PRÉPARATION

1" **Par la réaction d'un acide sur une solution d'hyposulfite de sodium.** — Dès 1891, Engel, en faisant agir l'*acide chlorhydrique* sur des solutions d'hyposulfites, avait pu obtenir, dans certaines conditions, le soufre sous forme d'une « solution jaune qui se décompose très rapidement en donnant le soufre mou ordinaire des hyposulfites ». Plus tard, Lobry de Bruyn, dans cette même réaction de l'acide chlorhydrique sur l'hyposulfite, avait réussi à retarder d'un quart d'heure environ la précipitation du soufre libéré, en effectuant le mélange des corps réagissants au sein d'un milieu très chargé de gélatine (20 p. 100) dont il brusquait aussitôt la prise en refroidissant fortement. Le soufre colloïdal ainsi obtenu était évidemment d'une durée trop éphémère pour permettre son étude.

Mais Raffo, en 1908, en décomposant par l'*acide sulfurique* une solution d'hyposulfite de sodium à très basse température et avec des précautions spéciales, a pu obtenir une préparation de soufre qui parait vraiment colloïdale et dont Sabbatani a fait une étude physiologique.

2" **Par voie électrique.** — E. Müller et K. Nowatowski ont annoncé, dès 1905, que « si l'on emploie comme cathode, dans l'eau pure, une lame de platine sur laquelle a été fondu un peu de soufre, on obtient en une heure, sous 220 volts, une solution laiteuse blanche de soufre colloïdal qui sent fortement l'hydrogène sulfuré ». Ce soufre ainsi obtenu n'est d'ailleurs probablement pas colloïdal. Mais la préparation électrique du soufre vraiment colloïdal doit être réalisable, avec certaines précautions.

3" **Par la réaction de l'hydrogène sulfuré sur l'acide sulfureux au sein de l'eau.** — On savait depuis les travaux de Wackenroder que, dans cette réaction complexe, le liquide prend l'apparence d'un lait jaune et que cette coloration est due à la mise en liberté d'une certaine quantité de soufre. Dans ce soufre ainsi libéré, H. Debus a reconnu l'état colloïdal et l'a nommé soufre δ. Mais cet auteur n'était pas arrivé à concentrer et à purifier complètement cette solution de soufre : celui-ci se coagulait facilement et retournait définitivement à l'état insoluble.

Reprenant cette réaction en 1906, le professeur Maillard put obtenir du soufre colloïdal stable et l'amener à l'état de solution pure, titrée, susceptible d'une longue conservation, à condition de travailler avec la plus vigoureuse propreté et de protéger soigneusement le soufre colloïdal contre l'action coagulante de diverses substances étrangères.

Le procédé consiste donc à faire réagir l'H²S sur une solution aqueuse d'acide sulfureux : en même temps que le liquide se charge d'acides polythioniques (notamment l'acide pentathionique), on voit se former des flocons de soufre qui, temporairement insolubilisés par l'acidité de l'eau-mère, mais *non coagulés*, se déposent abondamment. Séparé de l'eau mère, ce dépôt se redissout instantanément dans l'eau distillée. Il suffit de dialyser cette solution pour la débarrasser du peu d'acides qui la souillent encore.

Retenons de ces divers modes de préparation du soufre colloïdal les difficultés de technique et les précautions qu'il faut nécessairement prendre si on ne veut pas s'exposer à voir le soufre se précipiter et revenir à l'état insoluble. Il n'est pas étonnant que, dans ces conditions, l'on ait présenté au corps médical des préparations de soufre qui n'ont rien du soufre colloïdal. Aussi le professeur Maillard a-t-il poussé lui-même le cri d'alarme en avertissant les médecins de bien distinguer celui-ci du soufre simplement coagulé, maintenu en fine émulsion, par certains artifices.

2. — CARACTÈRES DISTINCTIFS DU SOUFRE COLLOIDAL

I. — **Caractères physico-chimiques.** — D'après le mémoire fondamental de M. Maillard, ces caractères sont relatifs à la solution du soufre, à sa coloration et à sa coagulation.

Solution. — Le soufre, pour rester colloïdal, doit être à l'état de *solution aqueuse*, « il devient irréversible dès qu'on le prive d'eau et perd sans retour l'état colloïdal. *Il n'existe pas de soufre colloïdal à l'état sec* »; les préparations présentées sous forme de poudre, granulé, etc., ne seraient donc pas colloïdales.

Coloration. — Une solution authentiquement colloïdale, examinée à la *lumière réfléchie*, « est jaune, d'une teinte rappelant celle de la fleur de soufre, et avec une fluorescence verdâtre d'autant plus accentuée que la dilution est plus forte. Si la teinte est blanc sale, quelle que soit la finesse des parcelles en suspension, c'est que le soufre est coagulé en tout ou partie. »

Par *transmission de la lumière*, la coloration de la solution varie du brun-rouge au brun-jaune, suivant la dilution, tandis que « la suspension de soufre coagulé montre une teinte bleuâtre, violacée ou rose, suivant son degré de finesse, mais non pas jaune ».

Coagulation. — Elle ne se produit ni par l'ébullition prolongée, ni par addition d'alcool, d'alcool et d'éther, d'acétone, qui provoquent, au contraire, la floculation des suspensions, même très fines, de soufre coagulé.

Mais la *coagulation du soufre colloïdal peut être obtenue par divers électrolytes*, notamment le chlorure de calcium : les flocons ainsi formés tombent au fond du récipient et se déposent en une couche d'un blanc légèrement grisâtre, terne et crayeux. Cet aspect est révélateur de la coagulation, même lorsque celle-ci, au lieu d'être massive sous forme de flocons déposés, est ralentie par la présence de matières organiques, la gélatine, par exemple. Dans ce cas, le filtre ne peut retenir les plus fines parcelles, mais on n'a pas moins noté, au moment de l'expérience, l'apparition du nuage blanc, l'opacification du mélange, la disparition de la translucidité brun-rouge, tous signes indiquant la coagulation.

Les matières organiques sont donc impuissantes, ainsi que paraît l'avoir démontré Maillard, « à jouer le rôle de colloïdes protecteurs; *en présence des électrolytes, le soufre est bel et bien coagulé* ». Cet auteur en conclut que l'on peut perfectionner la préparation du soufre précipité en le produisant en présence de matières organiques qui lui conservent un grain plus fin, mais qu'il serait tout à fait « excessif de prétendre attribuer au produit la qualification de soufre colloïdal. C'est cependant ce que font les procédés qui prétendent préparer du soufre colloïdal en décomposant des hyposulfites ou des polysulfures, sans autre précaution que l'adjonction de matières supposées protectrices ».

Il semble donc nécessaire, en forme de conclusion, d'établir une démarcation très nette entre deux corps bien différents :

1° Au soufre *coagulé*, abusivement qualifié de colloïdal, se rapporteraient les publications de M. Joseph Schade, Fleig et Rollet, Bory, Delahaye et Piot, Nevinny, Himmelbauer, etc.;

2° Au soufre colloïdal appartiennent les travaux des savants suédois Svedberg, Sven Odén, de Raffo, dont le soufre colloïdal a été étudié par Sabbatani, et surtout les travaux de Maillard seul ou en collaboration avec le professeur Robin.

II. — Caractères physiologiques. — Ceux-ci sont relatifs à l'absorption, à l'élimination du soufre colloïdal et à la réaction qu'il subit au contact des tissus. Ces facteurs serviront de base d'étude à la toxicité du soufre colloïdal et à son mode d'administration.

Absorption. — Nous n'envisageons pour l'instant que l'absorption par la voie digestive, d'après les expériences de Maillard sur les lapins.

En administrant, au moyen de la sonde œsophagienne, une liqueur titrée à 1 p. 100 de soufre colloïdal, l'absorption est *presque intégrale et très rapide* : elle est de 90 p. 100 dans le cas le moins favorable et de 100 p. 100 dans les autres cas.

Élimination. — Le soufre colloïdal s'élimine *en très grande partie par les urines* et très rapidement, dans les 24 heures de l'ingestion. En le dosant sous ses différentes formes, M. Maillard conclut :

1° Qu'une fraction, voisine de la moitié, s'élimine sous forme de soufre « neutre » ou incomplètement oxydé. L'auteur n'a pas déterminé la nature de ces composés moins oxygénés que l'acide sulfurique : il estime qu'il s'agit de substances organiques, mais il ne croit pas à la présence de sulfures, de thiosulfates ou de sulfites en quantité notable;

2° Une fraction voisine de la moitié ou des deux tiers s'élimine sous forme de sulfates minéraux (dosés à l'état d'acide sulfurique ionisable);

3° Parallèlement, il y a augmentation légère (dans les 24 heures) des éthers sulfuriques (soufre sulfurique non ionisable). Si on supprime l'ingestion du soufre colloïdal, ce soufre des éthers subit dans les 24 heures une chute importante et cette baisse n'est pas simplement compensatrice de la décharge précédente, car elle est trois fois plus considérable. Ce fait peut s'expliquer ou bien par une trop grande abondance de matériaux soufrés qui ne permet pas au soufre de subir l'oxygénation totale et resterait à l'état de sulfures ou de sulfites, ou bien par une action antiseptique directe qui diminue la production intestinale des déchets aromatiques. Nous inclinons personnellement sur cette dernière hypothèse, en nous basant sur l'action antiseptique bien démontrée de l'hydrogène sulfuré. Or, précisément le soufre colloïdal, comme le soufre ordinaire, donne lieu à la formation d'II²S au contact des tissus vivants, ce qui vérifie une fois de plus notre première loi du métabolisme du soufre.

Le soufre colloïdal ingéré communique assez fréquemment *aux fèces* et aux gaz intestinaux une odeur d'hydrogène sulfuré, odeur que l'*haleine* présente aussi parfois à faible degré. Bien que ces deux voies d'élimination n'aient pas été étudiées par M. Maillard, elles n'en sont pas moins certaines, ainsi que le démontre la *réaction de Sabbatani*, vérifiée par Duhamel. Suivant cet auteur, le soufre colloïdal subit, *in vitro* et *in vivo* au contact des tissus vivants, un certain nombre de modifications physiques et chimiques, ces dernières se traduisent par la mise en liberté de l'II²S : dans l'expérience de Duhamel, cette transformation du soufre colloïdal en hydrogène sulfuré est immédiate et l'élimination de ce gaz se fait par les voies respiratoires, dès la fin de l'injection intra-veineuse ; elle est mise en évidence par l'odeur et le noircissement du papier à l'acétate de plomb.

3. — TOXICITÉ

La réaction de Sabbatani permet d'expliquer le plus ou moins de toxicité du soufre colloïdal par la voie intra-veineuse, suivant la préparation employée et suivant la rapidité de l'injection.

Izar, qui a pratiqué chez le rat un grand nombre d'injections intra-veineuses de soufre colloïdal, les déclare « inoffensives » ; il a pu aussi, par cette voie, administrer au lapin jusqu'à o gr. 20 de soufre. Par contre, Sabbatani n'a pu, chez le même animal d'expérience, introduire dans les veines plus de o gr. oo6 sans provoquer la mort. Duhamel, poursuivant ces recherches, a obtenu des résultats variables avec divers échantillons de soufre dit colloïdal : il a opéré sur deux lapins de même poids, recevant chacun dans la veine marginale de l'oreille 10 centimètres cubes de deux solutions de soufre, l'une blanche, l'autre jaune, respectivement titrées à 1 p. 1000 et ne contenant pas trace d'H²S libre. Le lapin qui a reçu le soufre blanc ne présente rien de particulier : c'est un soufre inerte. Au contraire, celui qui a reçu le soufre jaune, élimine H²S par les voies respiratoires dès la fin de l'injection : cette élimination est donc rapide, mais ne dure que quelques secondes.

En opérant avec du soufre vraiment colloïdal, G. Duhamel a montré que le lapin peut succomber à l'administration de o gr. 02 par la voie intra-veineuse. Mais, si l'on se maintient au-dessous de la dose immédiatement mortelle, on peut répéter pendant très longtemps les injections avant de déterminer des phénomènes toxiques graves. Le même auteur, en collaboration avec L. Lépinay et E. Lépinay, a pu injecter à des lapins jusqu'à 135 centimètres cubes de soufre colloïdal dosé à 4 grammes par litre, soit une dose quotidienne de o gr. 02 avant d'obtenir des accidents (paralysie toxique du train postérieur). Si l'on s'adresse à des préparations de soufre de concentration moyenne (o gr. 50 par litre), on peut pratiquer en série des injections quotidiennes de 5 centimètres cubes sans provoquer, même à longue échéance, des phénomènes toxiques sensibles.

De cette étude physiologique du soufre colloïdal, nous pouvons tirer les conclusions suivantes :

1° La réaction de Sabbatani permet de distinguer une préparation de soufre colloïdal vrai d'une préparation de soufre coagulé et vérifie la proposition de Maillard que seul le soufre jaune est vraiment colloïdal, le soufre blanc étant inactif ;

2° La toxicité d'une préparation de soufre colloïdal paraît liée à la formation rapide d'hydrogène sulfuré. Or, nous avons expliqué la toxicité de ce gaz par les phénomènes d'anoxhémie et d'inhibition sur le bulbe ;

3° Une préparation de soufre n'est active que si elle produit, au contact des tissus, de l'H²S, élément véritablement actif de la médication sulfureuse : sans formation d'H²S, il n'y a pas de toxicité et vraisemblablement pas d'action thérapeutique.

4. — MODES D'ADMINISTRATION

Nous n'entrerons pas dans les détails de technique du titrage du soufre colloïdal : disons seulement que le procédé de Maillard repose sur l'oxydation instantanée du soufre colloïdal par le brome à froid.

Rappelons aussi que ce corps est très soluble dans l'eau et que l'on peut obtenir des liquides aqueux renfermant jusqu'à moitié de leur poids de soufre, suivant cet auteur.

I. — **Applications topiques.** — A condition d'agir toujours avec une solution aqueuse, qui, seule, permet de conserver au soufre son état colloïdal, on peut donc incorporer celui-ci à une *pommade* en l'émulsionnant, mais *sans le faire passer à l'état sec* qui le détruirait infailliblement. De même, on peut incorporer cette solution aqueuse à une quantité convenable de gélatine pour en faire des *ovules* employés en gynécologie. Le principe de l'opération est le même que celui employé par les bactériologistes lorsqu'ils solidifient par la gélatine ou la gélose des milieux de culture, sans que pour cela les substances nutritives de ces milieux aient cessé d'être en solutions.

II. — **Par la voie digestive.** — Le soufre colloïdal peut être obtenu à l'état de solutions aqueuses très concentrées, ce qui permet de réaliser des préparations pharmaceutiques à toute teneur. De plus, il supporte sans altération l'addition de substances très variées : alcool, glycérine, sucres, éthers, essences, ce qui permet un nombre assez étendu de formules, sans nuire à l'action de ce colloïde.

Il est habituellement dosé à o gr. 20 par cuillerée à bouche de 15 centimètres cubes et l'on peut faire absorber par l'estomac des quantités très sérieuses de soufre, au moins o gr. 40 par jour.

Il doit *être pris au milieu des repas principaux pour éviter le plus possible l'action des électrolytes* contenus dans le suc digestif qui lui font perdre peu à peu ses propriétés colloïdales : sous leur action, le soufre est d'abord aggloméré en flocons, puis, au bout d'un certain temps, ceux-ci subissent la coagulation qui rend définitivement le soufre insoluble. Il faut donc chercher à retarder ce phénomène en évitant de l'introduire dans un estomac vide ; en l'incorporant aux aliments, l'action du suc gastrique ou des secrétions de l'intestin sera plus atténuée et la vie colloïdale du soufre sera moins éphémère.

III. — Par la voie hypodermique et intra-veineuse. — Ces deux voies paraissent avoir été peu employées chez l'homme. La solution est alors titrée à 1 p. 1000 et livrée habituellement en ampoules de 2 centimètres cubes, soit 2 milligrammes. De l'aveu même des laboratoires qui préparent ces solutions pour être mises en ampoules injectables, *elles sont très difficiles à réaliser pratiquement:* les solutions colloïdales de soufre « subissent, en effet, le plus souvent, des séries de modifications physiques aboutissant à la formation d'un soufre cristallin qui ne possède plus les propriétés des colloïdes ». La solution doit d'ailleurs être isotonique, stérilisable, parfaitement neutre et à grains ultra-microscopiques extrêmement fins et uniformes.

L'injection sous la peau et dans les muscles est indolore et ne produit aucune réaction inflammatoire: on n'observe jamais de nodules; suivant Loeper, on peut injecter 2 centimètres cubes chaque jour pendant plusieurs jours, en coupant les séries de quelques intervalles de repos.

L'injection intra-veineuse peut s'accompagner de réactions générales assez violentes, «frisson prolongé (20 minutes) survenant 40 à 50 minutes après l'injection; concurremment, la température s'élève progressivement pour atteindre à la première ou deuxième heure 39° et même 41°. Brusquement, la température s'atténue puis revient assez rapidement à la normale: une sudation abondante se produit et un impérieux besoin de sommeil se déclare ». Pour ces raisons, on ne doit employer pour la première injection que le quart d'une ampoule, c'est-à-dire un demi-centimètre cube et augmenter d'un demi-centimètre cube par jour si elle est bien tolérée. Chez les sujets dont les artères sont tendues, le cœur, le rein manifestement touchés, il sera préférable d'avoir recours à l'injection sous-cutanée (Loeper, Vahram, Berthomieu-Lamer).

5. — CONCLUSIONS

De cette étude critique des préparations de soufre colloïdal, nous déduirons les conclusions personnelles suivantes :

1° **Le soufre colloïdal est difficile à préparer:** un certain nombre de préparations présentées sous ce nom ne contiennent que du soufre précipité, finement pulvérisé et insolubilisé. Les préparations de soufre injectable sont particulièrement difficiles à réaliser ;

2° Absorbé par la voie digestive, le **soufre perd rapidement son état colloïdal** par l'action des électrolytes contenus dans les sucs digestifs: le processus de coagulation qui en résulte, n'est pas négligeable avec la sécrétion acide de l'estomac et devient relativement rapide en présence des sécrétions alcalines déversées dans l'intestin. Le soufre *devient donc définitivement insoluble* et les critiques des préparations de soufre métalloïde s'appliquent à lui ;

3° **La vraie réaction biologique du soufre colloïdal est la formation, au contact des tissus, d'H²S** qui s'élimine surtout par les voies respiratoires. Cette réaction est rapide dans l'injection intra-veineuse: mais celle-ci peut être dangereuse et commande des doses peu élevées ;

4° **La voie hypodermique est probablement la meilleure,** mais elle a été trop peu étudiée chez l'homme pour fixer une opinion définitive.

..Si l'on met en parallèle tous les inconvénients des préparations du soufre colloïdal avec les avantages des eaux minérales sulfureuses, nous serons amenés à reconnaître que l'on n'est pas encore arrivé, par une synthèse savante, à combiner les éléments soufrés sous la forme qu'ils acquièrent au creuset de la nature et qui se présentent à nous comme des corps vivants, avec leurs caractères d'état colloïdal, de radio-activité, d'ionisation. C'est donc à la crénothérapie sulfureuse qu'il faudra demander les ressources d'une thérapeutique par le soufre. Nous n'envisageons d'ailleurs, dans les résultats, que ceux obtenus aux stations mêmes, avant que les éléments sulfurés aient perdu peu à peu leur vie, car nous reconnaissons volontiers que les eaux sulfureuses, embouteillées et transportées sont moins actives.

III

EAUX MINÉRALES

1. — DEFINITION ET CLASSIFICATION

Les eaux minérales sulfureuses ou mieux, sulfurées, sont des eaux naturelles qui contiennent comme éléments prédominants de l'hydrogène sulfuré ou un sulfure alcalin. Elles se divisent en deux groupes : les sulfurées sodiques et les sulfurées calciques ou hydrosulfurées. Il y a lieu d'ajouter un troisième groupe qui comprend des eaux mixtes (chlorurées sulfurées, type Uriage et arsenicales sulfurées, type Saint-Honoré).

Cette classification repose sur la chimie, sur la clinique hydrologique et sur la physiologie.

1° Elle repose sur la chimie: le nom seul de ces groupes indique quel est l'élément dominant parmi les composés du soufre: dans le premier groupe, la base est le sodium; dans le second, c'est le calcium;

2° Elle repose sur la clinique, et nous avons vu que, dans leurs applications médicales, les hydrosulfurées sont surtout des eaux d'inhalation (ou de humage) tandis que les sulfurées sodiques sont surtout des eaux de boisson;

3° Elle repose enfin sur la physiologie: en étudiant la circulation du soufre dans l'organisme, nous sommes arrivés à la conclusion que l'élément véritablement actif de la médication sulfurée était l'hydrogène sulfuré; il devient ainsi le pivot de notre classification et nous savons que son action n'est pas la même suivant qu'il est à l'état libre (comme dans les hydrosulfurées) ou qu'il se produit par décomposition des sulfures après ingestion par la voie stomacale.

L'étude qui va suivre est forcément incomplète et paraîtra sans doute rapidement surannée. En attendant que l'Institut d'hydrologie ait publié les résultats de ses recherches, particulièrement l'étude des principales constantes physico-chimiques des sources, le résultat des analyses de Wilm, traduites en ions, les études sur la radio-activité et la présence de gaz et de métaux rares, en attendant le résultat de cette œuvre de longue haleine, nous avons été obligés de recourir aux anciennes analyses, faites surtout par Wilm et Garrigou et publiées dans l'Annuaire des Eaux minérales.

I. — Premier groupe: eaux sulfurées sodiques. — Les eaux sulfurées sodiques de France sont les plus importantes et les plus nombreuses aussi.

1° **Caractères chimiques.** — Les fortes minéralisations sont rares dans la classe des sulfurées sodiques : le total des éléments minéraux oscille généralement entre o gr. 25 et o gr. 35 par litre. A part le monosulfure ou le sulfhydrate de sodium, les éléments habituels sont l'*hyposulfite*, le *sulfite* et le *chlorure de sodium*, ainsi que la *silice* en proportions relativement importantes et une substance organique: la *glairine* ou *barégine* qui n'influe pas vraisemblablement sur la composition de ces eaux, comme le croient certains auteurs, mais leur communique une onctuosité toute particulière utilisée dans le traitement des dermatoses.

On pourrait faire dans ce groupe des sous-divisions : monosulfurées, sulfhydratées, polysulfurées, hyposulfitées. Cette classification serait un peu théorique et d'ailleurs sans gros intérêt, après ce que nous savons du métabolisme du soufre et des lois qui le régissent, puisque ces corps aboutissent, en définitive, à de l'H_2S.

La minéralisation dominante est représentée par le sulfure de sodium: les chimistes ne sont d'ailleurs pas d'accord pour nous dire s'il s'agit d'un monosulfure ou d'un sulfhydrate : Wilm considère la question comme presque insoluble, vu la nature si complexe et si mobile d'une eau sulfurée. Monosulfure ou sulfhydrate, il s'y dose à 1, 2, 3 centigrammes par litre : on considère comme élevé le chiffre de o gr. 046 à *Labassère*, à plus forte raison de o gr. 076 à *Luchon* (source Bayen) et de o gr. 077 à *Cadéac. Challes*, « la Reine du soufre », se classe en tête de plusieurs longueurs avec ses o gr. 53 de sulfure.

Ces eaux dégagent de l'*azote* en grande quantité, de l'*acide carbonique* en faibles proportions et de l'*hydrogène sulfuré en proportions variables.* Voici, suivant le professeur Garrigou et l'Annuaire des Eaux minérales, la fiche des sources les plus connues en monosulfure, soufre et H_2S : ajoutons qu'il y a, à ce sujet, des écarts entre les chiffres donnés par les divers chimistes :

Sources	Monosulfure de sodium	Soufre	Acide sulfhydrique
	gr.	gr.	gr.
Challes (Savoie)	0,5317	0,2127	0,2392
Saint-Boës (Basses-Pyrénées)	0,1560	0,0560	0,0634
Cadéac (Hautes-Pyrénées)	0,0720	0,0294	0,0330
Luchon (Haute-Garonne)	0,0710	0,0290	0,0326
Labassère (Hautes-Pyrénées)	0,0460	0,0190	0,0240
Barèges (Hautes-Pyrénées)	0,0408	type d'eau polysulfurée ne dégageant pas d'H_2S	
Marlioz (Savoie)	0,0290	0,0120	0,0135
Ax-les-Thermes (Ariège)	0,0260	0,0106	0,0119
Eaux-Bonnes (Basses-Pyrénées)	0,0210	0,0086	0,0096
Cauterets (Hautes-Pyrénées)	0,0190	0,0072	0,0087
Eaux des Pyrénées - Orientales (moyenne générale) : Amélie, Le Vernet, Le Preste, Moligt, Les Escaldas	0,0180	0,0073	0,0082

2° Caractères physiques. — La plupart des eaux sulfurées sodiques sont chaudes : c'est le cas de toutes les eaux pyrénéennes, à l'exception de *Cadéac* (15°), de *Gazost* (12-14°), de *Labassère* (12°) et de *Saint-Boës* (12°).

Deux autres sources importantes des Alpes, *Challes* et *Marlioz*, sont froides et accusent respectivement 10° et 12°.

Leur haute thermalité, atteignent 68° à *Luchon*, 77° à *Ax* et 79° à *Graüs-d'Olette*, est attribuée à leur *origine profonde* : elles seraient directement amenées à la surface du sol par des fissures créées dans les masses volcaniques.

Ce sont aussi les sources les plus chaudes qui présentent les *débits* les plus puissants : quelques-unes constituent de véritables rivières thermales chaudes : *Amélie-les-Bains*, avec ses 22 sources donnant 1.272.000 litres par jour ; *Cauterets*, avec ses 12 sources, 1.500.000 litres, et *Ax*, avec ses 60 sources, plus de 2 millions. Les froides, au contraire ont un débit restreint : *Labassère*, 28.000 litres par jour ; *Marlioz*, 20.000 litres ; *Challes*, 6.500 litres, et *Saint-Boës*, 1.500 litres.

Elles sont plus ou moins altérables à l'air libre : leur décomposition, suivant Filhol, serait d'autant plus rapide qu'elles contiennent plus de silice. La décomposition est particulièrement accentuée pour les eaux dites « *dégénérées* » : elle consiste essentiellement dans la série des phénomènes suivants : il se dégage de l'acide sulfhydrique ; après plusieurs transformations, une partie du soufre se dépose et une grande quantité s'oxyde ; de sa combinaison avec l'oxygène résultent successivement de l'acide hyposulfureux, sulfureux, sulfurique et, par suite, de l'hyposulfite et du sulfate de sodium. Les eaux sont alors alcalines et ne dégagent plus d'hydrogène sulfuré ; elles n'ont plus ni odeur, ni saveur. *Le cycle de dégénérescence des eaux sulfureuses est donc comparable au cycle du soufre introduit dans l'organisme*, qui passe par des stades de plus en plus oxygénés pour aboutir aux sulfates urinaires.

Certaines eaux présentent le *phénomène du « blanchiment »* et se changent en véritables émulsions de soufre. Ce phénomène s'observe faiblement à *Ax* et surtout à *Luchon*. Le « lait de soufre » de certaines sources offre des propriétés sédatives très appréciées dans certaines dermatoses. Suivant Dufrenoy et Molinéry, ce blanchiment ne paraît pas dû à une floculation des colloïdes, ni à une décomposition biochimique, mais à un phénomène purement physique d'un sel instable sous l'influence de la diminution de pression.

Parmi les eaux sulfurées, les *polysulfurées semblent être les plus fixes* (type Barèges) et les *sources froides paraissent les moins altérables :* leur température est pour ainsi dire adaptée au milieu ambiant. Nous verrons aussi qu'elles réalisent les meilleures qualités pour l'embouteillage et l'exportation.

3° **Caractères thérapeutiques.** — Par l'exposition précédente, il est facile de conclure que les eaux sulfurées sodiques sont d'abord et *surtout des eaux de boisson*, puisqu'elles ne donnent habituellement de l'hydrogène sulfuré que secondairement, par décomposition des sulfures dans l'estomac et par l'action de l'HCl.

Toutefois, ce sont *aussi des eaux de pulvérisation :* le simple brisement sur un tambour, un tamis ou une palette, ou leur division à l'extrême par un jet de vapeur (système Siègle) mettant facilement en liberté l'H²S faiblement combiné sous forme de sulfhydrate. Ce gaz agit ainsi directement sur les muqueuses aériennes supérieures, en pénétrant au sein des cavités profondes (fosses nasales, cryptes amygdaliennes, larynx et trachée).

Les sulfurées sodiques ne sont que *secondairement des eaux d'inhalation*, puisque l'H'S ne s'y trouve qu'en petites quantités à l'état libre et sa mise en liberté demandant certains artifices. C'est ainsi qu'à *Challes* et à *Marlioz*, dans les appareils d'inhalation froide, l'eau minérale retombe en pluie sur des vasques superposées, dont chacune est plus petite que celle qu'elle surmonte ; ce dispositif facilite la mise en liberté et la dispersion du gaz sulfhydrique de l'eau minérale. Une exception doit être faite à cette règle que les sulfurées sodiques ne sont que secondairement des eaux d'inhalation, pour certaines sources des Pyrénées qui laissent *dégager spontanément des vapeurs sulfhydriquées chaudes* (de 30 à 43°), utilisées pour le humage : ces vapeurs sont collectées par une cheminée de marbre terminée en forme de porte-voix, devant lequel le malade respire, réalisant ainsi une sorte d'inhalation individuelle. Sur ces appareils peut s'adapter un dispositif permettant l'*insufflation dans la trompe d'Eustache*, au moyen de la sonde d'Itard, des vapeurs sulfureuses. Le humage se pratique à *Ax* et surtout à *Luchon*.

Entre le groupe des sulfurées sodiques et celui des sulfurées calciques, on peut placer, suivant A. Robin et Bardet, quelques *stations intermédiaires*, telles que celles des Pyrénées, en allant vers l'ouest, à partir de Cauterets, qui contiennent à la fois du sulfure de sodium et du sulfure de calcium : leur minéralisation totale monte à o gr. 75 en moyenne ; elles contiennent forcément une petite quantité d'H'S libre (Eaux-Bonnes, Eaux-Chaudes, Argelès-Gazost).

II. — **Deuxième groupe : sulfurées calciques ou hydrosulfurées.** — Elles se distinguent des sulfurées sodiques par leur origine géologique, leurs caractères chimiques, physiques et thérapeutiques.

1° **Origine géologique. Caractères chimiques.** — Leur minéralisation *totale* (et non en principes sulfurés) est plus élevée : elles contiennent au moins 1 gramme de minéralisation. *Leur caractéristique est de contenir de l'hydrogène sulfuré libre*, en plus ou moins grande quantité.

Cette classe représente des eaux gazeuses très chargées de sulfate de chaux qui, au contact d'une matière organique, se réduit et se transforme en sulfure. Comme ce sulfure est très altérable au contact de l'acide carbonique de l'atmosphère ou de celui contenu dans ces eaux (où il existe en plus grande quantité que dans les sulfures sodiques), il se dégage de l'hydrogène sulfuré et parfois même l'eau ne renferme que ce gaz sans qu'on puisse y déceler le sulfure. Le mode de réaction qui donne naissance à ces eaux est très variable: le plus ordinairement, l'agent réducteur désoxygénant est fourni par des matières bitumineuses imprégnant des couches que l'eau traverse avant d'arriver au griffon; d'autres fois, c'est un dépôt tourbeux ou chargé de matières organiques, tout à fait superficiel, que l'eau rencontre avant de jaillir à l'air libre. Les sulfurées calciques *n'ont d'ailleurs pas une origine univoque:* la plupart dérivent, soit des terrains tertiaires, soit du trias. Dans ce dernier cas, elles contiennent, avec le sulfure de calcium, des proportions importantes de sulfates et carbonates de calcium et de magnésium et une quantité assez notable de chlorure de sodium. Ce sont, en somme, des *eaux calciques sulfurées,* comme il y a des chlorurées sodiques sulfurées. Le tableau ci-dessous indique leur teneur en H_2S et leur température :

Sources	Température	H_2S
		gr.
Enghien (Seine-et-Oise)	15°	0,0462
Allevard (Isère)	16°7	0,0376
Les Fumades (Gard)........'...	14°	de 0,033 à 0,059
Euzet (Gard)	16°	0,0047
Cambo (Basses-Pyrénées)	21°8	0,0024
Pierrefonds (Oise)	12°	0,0022
Eugénie-les-Bains (Landes)	19°	0,0020

2° **Caractères physiques.** — Contrairement à la plupart des sulfurées sodiques, *leur température est peu élevée,* ainsi qu'on peut s'en rendre compte par le tableau ci-dessus.

Leur *débit* est intermédiaire entre celui des sulfurées sodiques froides et celui des sulfurées sodiques chaudes: *Enghien,* 210.000 litres par jour; *Allevard,* 130.000 litres; *Les Fumades,* 450.000; *Euzet,* 53.200 litres.

3° **Caractères thérapeutiques.** — Ce sont surtout des *eaux d'inhalation et de pulvérisation :* ces deux procédés thermaux ont d'ailleurs été inventés dans des stations hydrosulfurées : le premier, à Allevard, par **B. Niepce**, en 1852; le second, à Pierrefonds, par Salès-Girons, en 1856.

Mais elles *n'ont pas les caractères exigés pour la cure de boisson*, l'hydrogène sulfuré se dégageant spontanément à l'air libre et la plus grande partie ne pouvant être absorbée par la voie digestive.

III. — Troisième groupe : eaux mixtes. — Elles comprennent les chlorurées sulfurées et les arsenicales sulfurées.

1° **Eaux chlorurées sulfurées.** — Le type en est Uriage. Voici leur composition et leur température :

Sources	Température	Chlorure de sodium	H²S
Uriage (Isère)	27°	6 gr. 11	0,0101
Gréoux (Basses-Alpes)	37°	2 gr. 01	0,0024
Digne (Basses-Alpes)	35°37	2 gr. 51	0,0005

On pourrait peut-être faire rentrer dans cette classe l'eau de Gamarde (Landes) faiblement salée et légèrement sulfhydriquée. Le caractère des chlorurées sulfurées est d'être *moyennement salées et faiblement sulfureuses*. Comme les chlorurées-sodiques, elles *contiennent aussi de l'iodure et du bromure*, ces deux éléments parfois dosables à l'analyse.

C'est peut-être la présence de l'iodure et du bromure dans certaines eaux sulfurées sodiques (des plus caractéristiques et des plus richement minéralisées) qui les a fait classer — bien à tort — par certains auteurs, dans les chlorurées sulfurées, notamment *Challes, Labassère, Marlioz*. Elles sont évidemment gênantes à cause de leur température froide ou de leur haute sulfuration pour être classées à côté du groupe des sources sulfureuses chaudes des Pyrénées, surtout si l'on cherche à faire croire que celles-ci forment un tout homogène qui doit s'inscrire en tête de la médication sulfureuse.

2° **Eaux arsenicales et sulfurées.** — La station de *Saint-Honoré* (Nièvre) réalise une association heureuse du soufre et de l'arsenic. Ses eaux sont chaudes (31°) et renferment o gr. 00025 à o gr. 00045 d'hydrogène sulfuré et de o gr. 0002

à o gr. 0004 d'arséniate de soude. Elles ont ainsi un caractère
thérapeutique très spécial et forment, au point de vue des
indications, la transition naturelle entre les sulfurées et les
arsenicales.

Escouloubre (Aude) et *Carcanières* (Ariège), deux stations
voisines, sont aussi indiquées dans l'Annuaire des Eaux minérales comme légèrement arsenicales et sulfurées sodiques (de
o gr. 0046 à o gr. 0251). Elles font partie du même bassin
hydrominéral qu'*Usson-les-Bains* (Ariège) dont les eaux
rentrent dans la même classe et contiennent de 1/10 à un milligramme d'arséniate avec une teneur en sulfure de sodium
variant de o gr. 129 à o gr. 0140. Leur température varie de
19° à 26°.

2. — CARACTÉRISTIQUES DES PRINCIPALES STATIONS SULFUREUSES

Le cadre de ce travail ne nous permet pas de passer en revue
toutes les eaux sulfureuses de France : elles sont trop nombreuses et, d'ailleurs, un certain nombre ne sont pas organi-
sées encore pour un traitement sur place, le seul dont nous
nous occuperons pour l'instant, réservant plus loin un chapitre
spécial pour le traitement à domicile par les eaux sulfureuses.
Nous voudrions simplement, en quelques formules précises,
établir les caractères particuliers des principales stations et
leur spécialisation thermale. Nous diviserons, dans cette étude,
les stations par groupes géographiques en partant de Paris
comme centre et nous adopterons, dans chaque groupe, l'ordre
alphabétique.

1ʳ Groupe : Région parisienne et Centre

Il comprend *trois stations de plaine.*

Enghien (Seine-et-Oise) :
Caractéristique. — Eau *froide* (+ 15°), sulfurée-calcique
o gr. 016) et sulfhydriquée (0,018 d'H²S libre).
Avantages. — Station basse, permettant la cure de Pâques à
fin octobre. Proximité de Paris (12 kilomètres).

Pierrefonds (Oise) :
Sulfurée calcique froide (12°). Pays agréable, entouré de
belles forêts.

Saint-Honoré (Nièvre) :

Caractéristique chimique. — Eau mixte, arsenicale et sulfureuse, tiède (27° à 31°).

Caractéristique clinique. — La cure s'y fait presque exclusivement en boisson. « L'effet terminal de la cure y est toujours sédatif. » L'arsenic rend cette eau *efficace chez les enfants de souche arthritique* ; convient bien aussi aux *vieillards* catarrheux ; réclame également des *tuberculoses pulmonaires, surtout au début* ; en détourner les cas fébriles ou à hémoptysie.

2° Groupe : Région des Alpes

Elle comprend des stations importantes, présentant une gamme minérale variée et permettant d'y soigner toutes les affections justiciables de la cure sulfureuse. Toutes sont à une altitude basse ou moyenne, ne dépassant pas 465 mètres.

Aix-les-Bains (Savoie) :

Deux sources *très légèrement sulfureuses* (S. d'alun et S. de soufre), surtout *thermales* (46° à 47°) avec un *débit énorme* (4 millions de litres en 24 heures) permettant l'emploi « larga manu » de la *douche massage* (spécialité d'Aix) et des *étuves naturelles* (Bouillon ou Berthollet).

Le traitement sulfureux, exclusivement employé en usage externe, est souvent complété par la cure de boisson des eaux de lavage froides et hypominérales (Deux-Reines, Saint-Simon, Massonnat).

Station classique du rhumatisme sous toutes ses formes.

Allevard (Isère) :

Eau sulfhydriquée, froide, gazeuse (24 cm³ 7 d'H²S). *Type de la cure d'inhalation* (froide ou chaude).

Spécialisation. — *Bronchites chroniques et enfants tousseurs* (Revilliet). « Convient mieux que Challes et Uriage aux enfants excitables. Résultats excellents dans presque toutes les affections des voies respiratoires, y compris la tuberculose pulmonaire. » (Carron de la Carrière.)

Challes (Savoie) :

Eau sulfurédique forte, *la plus sulfureuse du monde*, « la Reine du Soufre » et, de plus, *iodurée, bromurée* et *fortement alcaline* (1 gramme de bicarbonate de soude). C'est à cet élément qu'on attribue sa digestion parfaite, même à doses élevées. Malgré sa forte sulfuration, est *modérément exci-*

lante et peu congestve, d'action thérapeutique sûre. *Type de la cure de boisson.*

Réclame *même les insuccès* d'autres stations moins fortes, « avant de proclamer la faillite du soufre » (Vincent). Tout particulièrement *spécialisée dans le traitement des affections oto-rhino-laryngologiques.* Nombreuse clientèle d'enfants. « *Station classique de l'ozène* » (Lermoyez) et de « la scrofule du fond du nez » (Carron de la Carrière).

Contre indication formelle : tuberculose pulmonaire.

Gréoux et Digne (Basses-Alpes) :

Toutes deux chlorurées-sulfurées, comme Uriage. Celle de Digne est un peu plus riche en sulfates que Gréoux. Stations modestes, sans prétention.

Marlioz (Savoie) :

Même altitude, mêmes caractères que Challes, mais dix-huit fois moins sulfureuse : froide aussi et également iodurée et bromurée. Comme à Challes, le soufre s'y trouve surtout sous forme de sulfhydrate (Wilm).

Constitue surtout une *cure facile pour les baigneurs qui désirent séjourner à Aix* (2 kilomètres).

Uriage (Isère) :

Type d'eau chlorurée sulfurée, tiède (27°), constituant un « véritable bain de mer sulfureux ». « La boisson est moins bien acceptée de l'intestin que l'eau de Challes et elle est parfois purgative ; elle est mal supportée par les enfants nerveux, excitables. Mais elle convient parfaitement aux bains nasaux, à cause de son *isotomie* ($\Delta = -0{,}53$) ; les muqueuses les plus irritables en tolèrent parfaitement le contact. » (Lermoyez.)

Elle réussit très bien aux enfants *scrofuleux torpides* qui doivent y faire chaque année « les vingt-huit jours du lymphatisme ». Elle est aussi la *station classique des avariés,* avec Luchon, mais « elle est préférable à celle-ci pour la syphilis du nez et de la gorge, car on y dispose d'une eau naturellement isotonique, permettant de faire impunément les grands lavages détersifs, si utiles aux syphilitiques odorants ». (Lermoyez.)

3e Groupe : Région du Midi et des Pyrénées

A. — **Stations hydrosulfurées.** — Toutes sont en plaine : Cambo, dans les Basses-Pyrénées, à 30 mètres d'altitude, à la fois *station thermale et climatique.*

Deux autres dans le Gard : *Euzet*, à 150 mètres, et *Les Fumades*, à 130 mètres. Elles sont *sulfhydriquées et, de plus, bitumineuses* (goudron minéral) et *froides.*

Euzet « forme une oasis délicieuse au milieu des plaines torrides du Gard, en été », très recherchée par les Nimois.

Les Fumades, grâce à la douceur du climat méridional, à leur faible altitude, reçoivent des malades toute l'année.

B. — **Stations sulfurées sodiques.** — Toutes les autres sont sulfurées-sodiques et s'échelonnent le long de la chaine des Pyrénées, à des *altitudes généralement élevées* (à part Amélie-les-Bains) ; elles jouissent d'un *climat de montagne* qui ne permet de les fréquenter que pendant les mois chauds d'été, mais qui a l'avantage de joindre son action tonique et excitante à celle de la cure sulfureuse.

« Les Pyrénées sont l'empire du soufre » : nulle part, en effet, on ne trouve un plus grand nombre et une plus grande variété de sources sulfureuses, *surtout chaudes et même hyper-thermales.*

Les sources froides, peu exploitées sur place, particulièrement ou exclusivement utilisées pour l'embouteillage, seront étudiées plus loin : elles sont au nombre de quatre.

Amélie-les-Bains (Pyrénées Orientales) :

Sources *très nombreuses* (39 au moins), *très abondantes* (2.200.000 litres) et de plus *très chaudes* (63°). Faiblement sulfureuse (0 gr. 015 de sulfure) *« type d'eau dégénérée »* se transformant rapidement, au contact de l'air, en sulfites et hyposulfites, ultérieurement en sulfates et carbonates.

Amélie est surtout une *station climatologique* dont les caractères essentiels sont « la douceur et la constance de sa température hivernale, sa sécheresse douce, son abri presque complet des vents ». Elle partage avec Vernet l'avantage bien rare de *permettre une cure sulfureuse en plein hiver.* Réclame d'ailleurs toutes les affections justiciables du soufre.

Ax (Ariège) :

Station d'altitude (720 m.). Installations très complètes avec ses quatre établissements. 50 sources utilisées, d'une température variant de 22° à 77° : les unes assez fixes, à décomposition plus lente, d'autres à décomposition rapide avec dégagement d'H²S, d'autres simplement thermales.

L'action thérapeutique peut être graduée depuis l'excitation jusqu'à la sédation, suivant la source employée.

Indications. « Le nombre des sources, la variété de leur composition rendent absolument *impossible la spécialisation* d'Ax... Tout ce qui est balnéable peut y être traité. » En O. R. L. elle partage avec Luchon *le privilège du humage.*

Barèges (Hautes-Pyrénées) :

Station de *haute altitude* (1.250 m.).

Température des sources variant de 20" à 45" ; *type d'eau polysulfurée, fixe,* ne dégageant pas d'H²S et ne blanchissant pas. Contient beaucoup de barégine.

Cure excitante par ses eaux et son altitude.

Spécialisation : Affections profondes des os avec trajets fistuleux, surtout chez les lymphatiques ; « depuis 300 ans, on connait les propriétés expulsives de ces eaux ». *Traitement mercuriel intensif. Dermatoses rebelles.*

Cauterets (Hautes-Pyrénées) :

Station d'altitude (932 m.). 12 sources chaudes (de 20" à 57"), les unes plus fixes (sulfurées-sodiques), les autres dégénérées (sulfites et hyposulfites) ; elles sont radio-actives, surtout la source renommée de la Raillière, avec quantités appréciables d'argon et d'hélium (Trost et Bouchard) ; contiennent en abondance de la barégine et ne blanchissent pas.

« *Cure très excitante* à la fois par ses eaux et par son climat » (Lermoyez). Station mondaine, comme Luchon, avec établissements luxueux dont « les merveilleuses installations, se prêtant à tous les modes d'application locale efficace, compensent la moindre digestibilité de leurs sources sulfureuses » (par rapport aux sources des Alpes).

C'est « la grande station de la gorge » très fréquentée par les chanteurs. *Toutes les affections des voies aériennes, supérieures et inférieures,* même « les formes peu avancées et torpides de l'infection bacillaire » y sont soignées. *L'arthritisme* dans toutes ses manifestations, la *syphilis* rentrent aussi dans ses indications. A la source Mauhourat sont traitées les *dyspepsies secondaires et les catarrhes biliaires* ; à Pauze-Vieux les *dermatoses* et au Petit-Saint-Sauveur les *affections gynécologiques.*

Eaux-Bonnes (Basses-Pyrénées) :

Station d'altitude (790 m.). 10 sources, dont la principale, la source Vieille, est chaude (32"5). Eau mixte, sulfurée sodique et calcique, renfermant des gaz rares, notamment de l'argon et de l'hélium (Moureu).

Sa caractéristique est la cure de boisson. Ancienne « eau d'arquebusades », pendant deux siècles (comme Barèges), elle a été spécialisée par des hydrologues célèbres, les deux Bordeu, Guéneau de Mussy, Pidoux, etc... *dans le traitement de toutes les affections chroniques des voies respiratoires.* Réclame aussi des chloroses et anémies symptomatiques et les *formes chroniques de la tuberculose;* cette dernière indication doit être basée « non sur le degré de la maladie, mais sur le mode réactionnel du malade; plus cette réaction sera faible, plus grande seront les chances de réussite ».

Eaux-Chaudes (Basses-Pyrénées) :
Altitude : 675 mètres. Mêmes caractéres que les Eaux-Bonnes. 7 sources dont 6 chaudes. Employées *surtout en usage externe.* Réclame plus *spécialement des affections gynécologiques* (comme Saint-Sauveur), des *affections rhumatismales* et secondairement des affections de l'appareil respiratoire.

Les Esoaldas (Pyrénées-Orientales) :
Station thermale et climatique de très haute altitude (1.350 m.). Fréquentée surtout par des Espagnols.
Ses indications paraissent trop étendues et mal spécialisées.

Luchon (Haute-Garonne) :
Altitude : 625 mètres. 60 sources, dont 40 captées, *chaudes* (de 22" à 66"); sulfuration la plus élevée des Pyrénées (de 1 à 7 centigr.). 3 groupes: 1' sources existantes, plus fixes; 2° hyposulfitées, plus sédatives; 3° blanchissantes, employées surtout dans les affections cutanées. Elles sont *radioactives,* surtout les eaux sédatives (Moureu); toutes *dégagent spontanément des vapeurs chaudes sulfhydriquées* utilisées au humage et à la douche auriculaire gazeuse. Cette pratique a « une action élective spéciale fort remarquable sur le catarrhe chronique de la voûte du cavum et des pavillons tubaires. Pour cette raison, on peut dire que Luchon est la *station thermale de la surdité* » (Lermoyez).
La grande diversité de sa sulfuration, sa gamme sulfureuse complète, qui en fait « la capitale et la place forte de l'empire du soufre » (Landouzy), permet de graduer l'effet toujours excitant des eaux pyrénéennes et de pouvoir établir un traitement presque sédatif.
Cette station soigne non seulement les *affections chroniques des voies respiratoires,* mais aussi beaucoup de *dermatoses*

(grâce à l'onctuosité particulière de ses sources blanchissantes),
la *syphilis*, le *rhumatisme chronique*, etc...

Molitg (Pyrénées-Orientales) :
Eaux chaudes (20° à 38°) contenant du sulfure de sodium
et de l'hyposulfite de soude.

Leur faible sulfuration (0 gr. 014) et leur température
modérée les fait employer dans le traitement des *dermatoses*
notamment certains *eczémas à forme suintante et irritative*
qui ne supporteraient aucune autre eau sulfureuse.

La Preste (Pyrénées-Orientales) :
3 sources, dont la plus importante est chaude (44°6), très
légèrement sulfureuse (en monosulfure), mais riche en hyposulfites et sulfates.

L'expérience clinique et le témoignage de nombreuses auto-
rités médicales ont consacré cette station comme *spécifique
dans toutes les maladies de l'appareil génito-urinaire*, car elle
« aseptise ces muqueuses » (Landouzy) : elle est donc indiquée
dans la diathèse urique, les pyélo-néphrites et cystites (même
tuberculeuses), les uréthrites, prostatites, vaginites, métrites,
salpingites.

Saint-Sauveur (Hautes-Pyrénées) :
Climat tempéré, sédatif, malgré son altitude déjà élevée
(776 m.). 3 sources employées surtout en bains, injections,
douches ; chaudes (34°), faiblement sulfurées-sodiques
(0 gr. 024), riches en barégine et en azote.

Spécialisée particulièrement dans le traitement des *affections gynécologiques* (métrites, paramétrites, salpingo-ovarites,
stérilité, etc...).

Vernet-les-Bains (Pyrénées-Orientales) :
Eaux *sulfurées sodiques faibles* (de 9 à 19 milligr. par litre)
thermales, atteignant jusqu'à 66°, alcalines, silicatées et riches
en glairine, employées surtout en usage externe: la douche-
massage est devenue une spécialité de la station.

Spécialisation : Arthropathies de toutes natures, affections
des voies respiratoires (tuberculose exceptée), dermatoses.

Malgré son altitude au pied du Canigou (650 m.), grâce à
son climat pur et sec et sa température douce (protégée contre
les vents), Vernet est une *station climatique fréquentée toute
l'année*. L'installation des hôtels, communiquant avec les éta-

blissements par des couloirs pourvus du chauffage central, permet parfaitement la *cure hivernale*.

4° Groupe : Stations de la Corse

Elles ont les *mêmes caractères que les eaux pyrénéennes :* elles ont d'ailleurs la *même origine géologique*, la Corse et la Sardaigne n'étant que le prolongement des Pyrénées, séparées d'elles par l'effondrement qui a creusé la fosse méditerranéenne.

Les stations de *Guagno, Pietrapola* sont *sulfurées sodiques chaudes* (respectivement 51° et 58°) ; celle de *Puzzichello* est *hydrosulfurée froide* (16°8). Fréquentées par les gens du pays, elles demanderaient à être plus complètement installées et outillées.

Peut-être y aurait-il lieu, après cette étude de spécialisation thermale, de grouper les stations suivant leurs indications, pour fixer le choix de la station d'après la nature des affections à soigner. Cette étude nous entrainerait trop loin et dépasserait quelque peu le cadre de ce travail. Nous établirons seulement la valeur du traitement sulfureux à domicile pour atténuer le reproche qu'on serait tenté de lui faire de n'être applicable que sur place et pendant une partie de l'année seulement.

3. -- EMPLOI DES EAUX SULFUREUSES A DOMICILE

Les eaux sulfureuses peuvent-elles être utilement prescrites à domicile ou doivent-elles être consommées seulement sur place ?

Remarquons d'abord que leur altération se fait surtout à l'air libre et que, si elles ont été embouteillées rapidement, leur décomposition (par oxydation) est peu marquée. Nous conviendrons pourtant que l'eau minérale est un être vivant à émanations radio-actives et à réactions électriques dont les éléments meurent peu à peu, loin du griffon qui leur a donné naissance.

Néanmoins, si elles réalisent certaines conditions, elles subissent un minimum d'altération et sont encore supérieures aux préparations sulfureuses artificielles, même de soufre colloïdal.

I. — **Qualités requises.** — En compulsant l'opinion des chimistes qui les ont particulièrement étudiées à ce point de vue, on peut établir que les qualités requises des eaux sulfureuses pour l'embouteillage et l'exportation sont les suivantes :

1° Elles doivent être *assez fixes et peu altérables à l'air* : les eaux « blanchissantes » et les eaux « dégénérées » ne réalisent pas cette condition ;

2° Elles *doivent contenir peu d'éléments gazeux* : les hydrosulfurées (Enghien et Allevard) sont donc inférieures aux sulfurées sodiques ; on connaît l'altération rapide des sulfurées calciques sous l'influence de l'acide carbonique de l'air ; rapidement il se forme de l'H²S qui se dégage ;

3° Elles *doivent être fortement minéralisées* : malgré toutes les précautions, les principes volatils s'échappent rapidement, les autres s'altèrent quelque peu et si elles ne contiennent que 2 ou 3 centigrammes de soufre, elles seront rapidement « désulfurées » et inactives ;

4° Elles *doivent être froides* : leur température est alors adaptée au milieu ambiant et leur altération ou décomposition seront beaucoup moins rapides. Les sources chaudes (Cauterets, Eaux-Bonnes), bien que couramment employées, n'ont donc pas les caractères exigés pour l'embouteillage.

II. — **Principales eaux d'embouteillage et d'exportation.** — Parmi les eaux froides, il faut retenir, par ordre de valeur croissante, les sources suivantes :

Gazost (Hautes-Pyrénées). Température : 12-14° ; elles se conservent bien en bouteilles et Wilm fait remarquer que « leur sulfuration augmente après un certain temps d'embouteillage ». Mais elles sont, à notre avis, trop peu minéralisées (0 gr. 0117 de sulfure et 0 gr. 006 d'hyposulfite de sodium).

Labassère (12°). Contient 4 centigrammes et demi de sulfure, ce qui est déjà appréciable. Filhol attribuait sa grande stabilité à sa température et à sa composition chimique (alcalinité, faible proportion de silice, présence de chlorure).

Saint-Boës (12°). Garrigou en a fait une étude spéciale : Elle est non seulement sulfurée sodique forte (15 centigrammes), mais aussi bitumineuse (huile de naphte), avec oxydes de fer et de manganèse, brome et lithine.

Cadéac (15°). C'est de toutes les eaux pyrénéennes celle qui paraît le mieux se conserver ; elle ne perd, après un long séjour en bouteilles que 3 p. 100 de sa sulfuration, suivant

Filhol. Elle est d'ailleurs une des plus minéralisées (7 centigrammes et demi de soufre).

Challes (10°). La plus froide, la plus richement minéralisée (53 centigrammes). Garrigou écrit que « le transport, quand l'embouteillage est bien fait, ne produit aucun changement nuisible » sur cette eau. A l'analyse, il ne trouve à son laboratoire de Toulouse que 4/10 de milligramme de soufre de moins que sur place, et Wilm, « examinant des bouteilles remplies depuis vingt ans, y retrouve encore de 0,186-0,203 de soufre... Une bouteille tenue en vidange quinze jours donnait encore la moitié de sa richesse initiale » (en Hyposulfite, bien entendu). » *L'eau de Challes constitue le type des caux d'embouteillage et d'exportation.* Ses qualités constituent même un défaut pour certains odorats sensibles et, comme nous l'écrivions autrefois, « le seul reproche qu'on peut lui faire, c'est de *sentir trop son fruit, de n'être pas éventée;* mais retournant l'adage ancien, nous pourrions dire en cette occurrence « *qui male olet, bene olet* ».

III. — Mode d'emploi. — A condition d'être mises en bouteilles au sortir immédiat de la source, si l'embouteillage est soigneusement fait, dans des flacons colorés et placés à l'abri de la lumière, si, d'autre part, ceux-ci comportent toutes les grandeurs (1/8, 1/4, 1/2 ou grande bouteille), à ces conditions, les eaux sulfureuses peuvent être utilement prescrites à domicile.

Mais il faut savoir les formuler, ne pas les laisser en vidange (à cause de leur altération à l'air) et *utiliser dans la même journée le flacon débouché.*

Toutes les pratiques thermales utilisées à la station même, excepté les bains, à cause de la trop grande quantité d'eau qu'ils exigeraient, peuvent être prescrites à domicile. *En boisson,* elles seront prises pures ou additionnées de lait ou même d'un sirop pour masquer leur odeur; le *gargarisme* sera prescrit tiède au bain-marie; l'*inhalation* pourra se faire avec les appareils Nicolay ou Moura, et les *pulvérisations* avec tous les pulvérisateurs genre Lucas-Championnière, à condition qu'ils aient un débit suffisant; les *irrigations nasales* elles-mêmes peuvent être faites à domicile avec une douche d'Esmarck munie *d'une olive nasale,* en additionnant l'eau minérale de sel ou de bicarbonate pour la rendre isotonique.

PROGRAMME DE RECHERCHES SUR LE SOUFRE

•

Nous avons émis, dans notre étude, un certain nombre *d'hypothèses qui paraissent concorder avec les faits d'expérimentation ou d'observation clinique, mais qui devront être soumises à un contrôle expérimental rigoureux*, car nous ne nous dissimulons pas que la question du soufre est loin d'être élucidée. Afin de guider les recherches ultérieures, il nous a paru intéressant d'exposer quelques idées personnelles qui pourraient constituer un programme d'investigations sur le soufre.

Nous avons fait graviter toute l'action physiologique et le métabolisme du soufre autour de l'hydrogène sulfuré; nous avons essayé de démontrer que toutes les préparations de soufre actives aboutissent à la formation de ce gaz auquel nous attribuons deux actions principales : 1° son action antiseptique; 2° son action oxydante. On pourrait grouper à peu près toutes les recherches autour de ces deux actions.

I

ACTION ANTISEPTIQUE DU SOUFRE ET DE SES COMPOSÉS

Celle-ci paraît bien démontrée *in vitro;* elle serait en tout cas, de vérification facile au *laboratoire*, sur les différentes espèces microbiennes. Il y aurait lieu, parallèlement, d'établir pour les principaux composés du soufre, si *cette action bactéricide est liée à la formation préalable de l'H²S* et si elle est *fonction de l'état anaérobie ou aérobie* des différentes espèces microbiennes (à cause de l'oxydation facile des composés du soufre).

Cette première partie de l'étude faite, il resterait à vérifier l'action du soufre (particulièrement de l'H²S) *in vivo;* cette vérification serait évidemment plus difficile et serait surtout du ressort de la clinique.

Mais, il serait possible de faire d'abord *l'étude chirurgicale de cette action antiseptique,* par des prélèvements successifs sur les plaies infectées ou les trajets fistuleux, comme on les pratiquait pendant la guerre par la méthode Dakin-Carrel : on se servirait à cet effet, soit de pansements d'eau sulfureuse naturelle (pour établir ainsi une véritable échelle de graduation de la valeur antiseptique respective des principales sources), soit de pulvérisations de ces eaux (avec un appareil Lucas-Championnière), car sous cette forme l'H²S a une action plus pénétrante ; on pourrait même pratiquer directement sur les plaies une sorte d'enfumage sulfureux, en produisant directement du gaz sulfhydrique.

On pourrait ensuite étudier cette action sur *la flore microbienne des cavités accessibles* (bouche, nez, pharynx, amygdales) et sur les hôtes habituels de l'intestin. Dans le même ordre d'idées, déterminer, en clinique thermale, la *valeur antiseptique des gargarismes, pulvérisations, douches nasales,* etc...

Peut-être y aurait-il lieu aussi (mais la question est tout particulièrement délicate et difficile) de préciser *l'action de l'H²S dans certaines maladies infectieuses,* en particulier dans les *rhumatismes infectieux* (blennorragiques par exemple) et dans *certaines endocardite* de même nature : celles-ci pourraient d'ailleurs être provoquées et étudiées expérimentalement *in anima vili.* Signalons à ce sujet que sous forme de sulfure de calcium, cette médication a été préconisée par des médecins homœopathiques dans la fièvre typhoïde, la rougeole, scarlatine, variole, érysipèle, etc..., ces auteurs admettant d'ailleurs que l'action du médicament revient à l'hydrogène sulfuré.

Si ces différentes recherches étaient concluantes, *l'H²S constituerait un puissant antiseptique interne* pour les raisons suivantes : 1° sa forme gazeuse pénétrante ; 2° sa circulation dans tout l'organisme ; 3° son élimination par toutes les voies (cutanée, pulmonaire, intestinale, rénale) ; 4° son peu de toxicité, à condition de le donner à doses très fractionnées et par la voie digestive plutôt que pulmonaire.

Relativement au bacille de Koch, nous croyons qu'il faudrait être très prudent chez l'homme : malgré son action certaine sur les cultures de ce bacille, il peut y avoir un danger dans l'administration du soufre, pour les raisons que nous avons exposées au chapitre des contre-indications.

II

ACTION OXYDANTE

Notre hypothèse de l'action oxydante de l'H²S est basée seulement sur deux expériences : la réaction de Fumouze, constatée à l'image spectroscopique, que l'H²S réduit l'oxyhémoglobine et les expériences de M. Labbé sur l'activité de réduction de l'oxyhémoglobine chez des sujets pratiquant le humage ; la méthode employée, celle de Hénocque, est l'observation directe du spectre du sang de l'ongle du pouce, dont la circulation a été préalablement interrompue par un lien placé à la racine du pouce.

Ces deux séries d'expériences ne nous satisfont pas pleinement : il y aurait lieu d'étudier plus complètement la circulation de l'H²S et son action sur le sang, par les procédés plus modernes de *l'étude des gaz du sang*. Les idées directrices de ce programme seraient les suivantes :

1. — COMMENT PÉNÈTRE L'H²S DANS LA CIRCULATION?

I. — **Par la voie digestive.** — Quelles sont les *réactions chimico-biologiques dans l'estomac et dans l'intestin* par l'introduction des différents composés du soufre (sulfures, polysulfures, etc...). Quelles sont ces réactions 1° dans ces organes vides ; 2° lorsqu'ils sont ingérés avec les aliments.

Expériences sur l'absorption intestinale de l'H²S (entre deux ligatures.

La sulfo-conjugaison se produit-elle dans l'intestin ou dans le foie?

Le circuit hépatique du soufre. Son rôle, sa fonction cholagogue. Le « coefficient d'oxydation du soufre » de Robin peut-il servir à mesurer l'activité de la glande hépatique ?

II. — **Par la voie pulmonaire.** — *Toxicité de l'H²S variable suivant les espèces animales :* est-elle fonction de la respiration de l'animal ? Détermination du *coefficient toxique chez les animaux.* Quelle est *« la dose d'alarme »* qu'il ne faut pas dépasser chez l'homme dans l'inhalation ? *Étude médico-légale du plomb des vidangeurs* basée sur la toxicité de l'H²S et du sulfhydrate d'ammoniaque.

III. — **Par la voie hypodermique ou en injections profondes.** — *Peut-on injecter directement l'H²S sous la peau* et à quelles doses ? Ses effets sur les dermatoses.

Peut-on faire chez des animaux d'expériences *des injections intra-péritonéales ?* Ont-elles un effet sur la tuberculose péritonéale ?

Peut-on l'injecter dans des articulations ? Son action sur certains rhumatismes infectieux (blennorragiques, par ex.).

L'H²S peut-il *être employé dans certaines affections caractérisées par un ralentissement local de la nutrition ou de la circulation ?* (gangrènes, asphyxie locale des extrémités, etc...).

IV. — **Par voie sanguine.** — *Recherches expérimentales d'injections d'H²S par la voie intra-veineuse.* Reprise des expériences de Cl. Bernard. Dans ces expériences, quelle est la quantité d'H²S immédiatement rejetée par le poumon et quelle est celle qui pénètre dans la grande circulation ?

Injections expérimentales d'H²S dans la carotide et dans le cœur gauche. Leurs effets sur la respiration, sur le cœur, les centres nerveux, etc...

Ces deux séries d'expériences doivent être faites, à notre avis, très lentement et à petites doses très fractionnées pour ne pas déterminer des accidents toxiques graves et immédiats.

2. — ACTION DE L'HYDROGÈNE SULFURÉ
SUR LE SANG

I. — **Le soufre et le fer dans le sang :** *leurs dosages; leurs rôles respectifs.* Des recherches assez récentes tendent à admettre que c'est au fer qu'appartient le rôle de fixer l'oxygène sur l'hémoglobine des globules, tandis que, dans le plasma, c'est vraisemblablement au manganèse (contenu en quantités infinitésimales dans le plasma) que revient cette fonction.

Est-ce en libérant le fer de l'oxyhémoglobine que l'hydrogène sulfuré libère en même temps l'oxygène qui sera ainsi fourni directement aux tissus « à l'état naissant ». Dans cette réaction, y a-t-il *formation de sulfure de fer* (qu'on retrouve dans l'élimination intestinale des personnes soumises à la cure sulfureuse). Dans cette même réaction, y a-t-il *rupture de la molécule H^2S et fixation directe du soufre par l'hémoglobine?*

II. — Le soufre et l'oxygène. — En libérant l'oxygène de l'oxyhémoglobine, l'*H^2S agit-il à la façon d'un ferment catalytique?* Le propre des agents catalytiques est, sous une quantité minime, d'accélérer les réactions chimiques, de transformer des quantités considérables de produits chimiques nécessaires à la vie des cellules, sans diminuer sensiblement de poids. Peut-on *attribuer ce rôle à l'H^2S dans la respiration intime des tissus?* On sait que celle-ci consiste essentiellement en une combustion respiratoire, ayant pour but de brûler au contact de l'oxygène, les produits dont l'organisme veut se débarrasser. Or, ces combustions respiratoires n'ont pas lieu dans le sang, mais au niveau des tissus où la vie est anaérobie et engendre des produits de désassimilation extrêmement avides d'oxygène; pour assurer là transformation définitive des substances alimentaires dans l'intimité des tissus, des quantités considérables d'oxygène sont nécessaires. D'autre part, le passage de celui-ci à travers les capillaires est extrêmement rapide, ne dure que quelques secondes et pour aboutir à sa fixation sur les cellules, il faut activer sa mise en liberté. Dans notre hypothèse, c'est à l'H^2S que revient cette fonction; il remplit l'office d'un soufflet de forge puissant qui active les combustions. *Ainsi s'explique bien mieux que par la tension respective de l'oxygène et de l'acide carbonique la respiration des tissus et la combustion des produits de désassimilation à la température ordinaire du corps.* Car, pour être éliminés, les produits de déchets ont besoin d'être complètement oxydés et ceux dont la combustion n'est pas suffisante, comptent parmi les produits les plus nuisibles de l'économie; par conséquent, en accélérant la combustion des tissus, *l'H^2S désintoxique et il donne de l'énergie.* Nous avons vu d'ailleurs que c'est dans les organes où la vie nécessite les oxydations les plus actives

que le soufre (donnant lui-même au contact des tissus de l'H²S)
se rencontre en plus grande quantité. Ce rôle de *désintoxication par le soufre,* dans notre hypothèse, ne serait donc pas
réservé au soufre hépatique ou intestinal (par le mécanisme
de la sulfo-conjugaison) ; *il serait dévolu à tous les tissus qui
emploient du soufre.*

Peut-être n'est-il pas nécessaire que l'organisme contienne
ou véhicule une grande quantité d'H²S pour cette action, si l'on
admet que ce corps agit comme ferment catalytique. Mais il
est possible aussi que, en libérant l'oxygène de l'oxyhémoglobine, il y ait fixation directe de la molécule soufre sur celle-ci,
qu'une autre partie se combine au fer devenu inactif et qu'une
partie s'oxyde ; *le soufre se trouverait ainsi brûlé à sa propre
flamme* ou tout au moins à l'incendie qu'il a allumé. Autrement dit, l'H²S libère l'oxygène de l'hémoglobine et l'oxygène,
à son tour, se fixe sur la molécule soufre ; suivant que l'oxydation de ce corps sera poussée plus ou moins loin, on aura des
composés de plus en plus oxygénés du soufre, jusqu'au terme
ultime des sulfates, en passant par le soufre neutre ou incomplètement oxydé. Si l'on admet cette hypothèse, les deux lois
que nous avons formulées sur le métabolisme du soufre se
fusionnent en une seule, la seconde étant la conséquence de la
première.

*La circulation du soufre peut alors se résumer dans
les étapes chimiques suivantes:* la molécule soufre au contact
des tissus (qu'elle provienne du soufre alimentaire par dislocation de la cystéine ou du soufre thérapeutique) donne de
l'H²S; celui-ci libère l'oxygène de l'oxyhémoglobine; la molécule H²S éclate; une partie du soufre se fixe sur l'hémoglobine
et est véhiculé à tous les tissus; une autre partie s'oxyde progressivement et s'élimine.

III. — **Action antianaphylactique ou anticolloïdoclasique.** — Nous avons indiqué au chapitre de la physiologie
du soufre les expériences d'A. Lumière et Chevrotier sur l'action de l'hyposulfite de soude empêchant la floculation colloïdale; nous avons rapproché ces expériences de celles
d'Astrié, Desmoulières et Bertier relatives à l'action solubilisante des composés soufrés sur l'albuminate de mercure. Nous
avons indiqué dans quel sens devraient être orientées les
recherches ultérieures sur ce sujet et nous avons demandé à

M. A. Lumière d'essayer d'élucider cette question; il nous a promis d'établir des expériences à ce sujet.

Les résultats négatifs obtenus avec les eaux de Cauterets ne sont *pas concluants :* la technique employée était mauvaise, car l'animal choisi pour les expériences était le lapin. On sait en effet depuis les travaux d'Arthus qu'il est très résistant aux phénomènes d'anaphylaxie générale et qu'il est impossible de produire chez cet animal, le choc anaphylactique par une injection préparante unique. D'autres expériences faites sur le cobaye par le docteur Lelong au moyen des eaux d'Aix-les-Bains (sources d'alun et de soufre) ont été aussi négatives.

Il faudrait d'ailleurs, à notre avis, *employer pour ces recherches des eaux sulfureuses très minéralisées.* Que pourrait-on conclure, en effet, d'un résultat négatif, si l'on a fait une injection quotidienne de 1 ou 2 centimètres cubes d'une eau minérale qui ne contient que 20 milligrammes par litre de monosulfure, ce qui représenterait un peu moins de 1 milligramme injecté pour une période de 20 jours. M. A. Lumière, dans ses expériences, s'est servi d'une solution d'hyposulfite de soude à 5 p. 100 : avec des composés du soufre moins oxygénés et vraisemblablement plus actifs, tels que le monosulfure de sodium ou l'H²S, on pourrait employer des solutions plus faibles, titrées à 1, 2 ou 3 p. 100.

Nous croyons donc, jusqu'à preuve du contraire, que si la théorie de A. Lumière sur la floculation colloïdale (récemment développée par cet auteur) est vraie, et si le soufre empêche cette floculation, cette *action anticolloïdoclasique doit être plus marquée avec les composés non oxygénés du soufre, particulièrement l'H²S.* Si notre hypothèse se vérifiait, on pourrait considérer l'eau sulfureuse comme une véritable « Eau de Jouvence », puisque « la floculation colloïdale détermine la maladie et la mort » et que le soufre apporterait au sang un élément qui retarderait considérablement ou empêcherait la floculation.

Action du soufre sur la viscosité sanguine : à rapprocher de la précédente.

3. — ACTION DU SOUFRE A SA SORTIE

I. — **Par la peau.** — Recherches sur l'action de l'élimination soufrée : *ses effets sur les secrétions glandulaires et l'innervation cutanée.* — *Action kératoplastique du soufre en* applications topiques : à titre d'indication, l'eau de Challes a été employée autrefois avec succès, en pansement dans les brûlures, seule ou en émulsion avec de l'huile.

II. — **Par l'intestin.** — *L'action purgative des préparations de soufre en nature est-elle simplement due à une action irritante sur la muqueuse intestinale? Pourquoi, au contraire, les eaux sulfureuses sont-elles habituellement constipantes ?*

L'émission de gaz malodorants justifie-t-elle la réplique faite à un maréchal espagnol à la Cour de Louis XIII : « La sanitad del culo »?

III. — **Par le poumon.** — *Action de l'H²S sur les sécrétions bronchiques. Le soufre, médicament expectorant. La déperdition soufrée par expectoration abondante.*

Action de l'H²S sur les fibres musculaires des bronches. Reprise des expériences de Laborde sur ce sujet.

Action sur la circulation bronchique.

Rapport entre les quantités d'H²S absorbées par l'intestin et les quantités éliminées par le poumon.

IV. — **Par le rein.** — *Étude chimique et clinique des sulfaturies. Pathogénie de la cystinurie. Rapport des sulfaturies avec les azoturies et les phosphaturies.*

Étude comparative des matériaux soufrés dans l'élimination rénale au cours d'une cure sulfureuse. (Soufre neutre, soufre acide, sulfo-éthers.)

Rapport entre les sulfo-éthers et les fermentations intestinales. — Le soufre neutre ou incomplètement oxydé est-il l'indice d'une trop grande abondance de matériaux soufrés ou la preuve d'une insuffisance d'utilisation du soufre?

Ce programme de recherches, dont nous ne nous dissimulons pas les difficultés et dont nous n'avons pas la prétention de fixer la technique, devrait encore, selon nous, être complété par d'autres recherches historiques, anatomo-pathologiques, chimiques, hydrologiques et cliniques. Nous en citons quelques-unes, suggérées à notre esprit au cours de ce travail.

III

RECHERCHES HISTORIQUES

Pourquoi les Grecs ont-ils appelé le soufre divin? θεϊον. *Les Romains ont-ils utilisé les eaux sulfureuses à l'intérieur?* N'ont-ils recherché que les effets de la balnéation? Il semble bien qu'ils n'ont pas considéré l'eau sulfureuse comme un médicament et qu'ils ont ignoré les sources sulfureuses froides, qui sont pourtant les plus richement minéralisées.

IV

RECHERCHES ANATOMO-PATHOLOGIQUES

Les tumeurs amyloïdes (foie, rein) contiennent-elles, comme l'amyloïde des gros vaisseaux, une forte proportion de soufre et, dans l'affirmative, quel est son rôle? Est-ce un rôle d'arrêt de toxines?

Le soufre et le cancer. — Nous ne connaissons pas le résultat des expériences de Sabbatani relatives à l'action du soufre colloïdal dans le sercome du rat : nous en avons seulement trouvé l'indication bibliographique. Nous savons aussi que certaines eaux sulfureuses passaient autrefois pour anti-cancéreuses. Enfin, nous connaissons les analyses faites par le professeur Robin, qui a montré que, chez les cancéreux, *le foie était déminéralisé en soufre* et en fer. Nous n'en tirons aucune conclusion. Peut-être, si l'action antianaphylactique du soufre était démontrée et si l'anaphylaxie jouait un rôle dans la pathogénie du cancer, y aurait-il lieu de faire des recherches dans ce sens, particulièrement sur la teneur en soufre des tissus cancéreux.

V

RECHERCHES DE CHIMIE BIOLOGIQUE

Nous n'avons pas pu trouver des analyses chimiques donnant *la teneur en soufre des principales substances alimentaires* (végétaux et albumines animales). Il y a là une lacune importante à combler, surtout si l'on admet l'importance trophique du soufre et si l'on découvre des insuffisances sulfurées bien caractéristiques : il faudra pouvoir établir alors un véritable *bilan d'alimentation sulfurée* par la connaissance chimique de la teneur en soufre des différentes albumines végétales et animales. Celle-ci, d'ailleurs, peut varier suivant les espèces. Il faudrait déterminer aussi sous quelle forme organique complexe existe le soufre dans les aliments, quelles transformations il subit.

Dans le même ordre d'idées, établir *le rôle du soufre dans l'œuf* et ses variations lorsque celui-ci se corrompt. — Rechercher aussi si l'huile sulfureuse volatile (éliminée sous forme de sulfure d'allyle) que contiennent certains végétaux, ail, oignon, etc., joue un rôle dans la digestion, ces aliments étant employés surtout comme condiments. — *Quel est le rôle du soufre dans la famille des crucifères?*

Enfin, un chapitre intéressant à écrire lorsque les données seront suffisantes est celui du *cycle du soufre alimentaire*, en partant de la cystine des albuminoïdes ou de toute autre composé sulfuré.

VI

RECHERCHES DE CHIMIE PHYSIQUE ET HYDROLOGIQUE

Celles-ci sont inscrites au programme de l'Institut d'Hydrologie, récemment organisé. Pour l'étude se rapportant aux eaux sulfureuses, qui est particulièrement difficile, à cause de leur altération et qui devra le plus souvent être faite sur place, à l'émergence des sources, il y aura lieu, non seulement d'établir leurs *principales constantes physico-chimiques*, en conformité avec le programme élaboré par J.-B. Dumas, dès 1849, de faire *les analyses en ions* de ces eaux, mais encore de *rechercher la radioactivité et la présence des gaz et les métaux rares* dans les sources sulfureuses.

Parallèlement à ce travail de longue haleine, on pourrait rechercher tout particulièrement l'*état colloïdal* des principes minéraux contenus dans les eaux, rechercher *comment vit et meurt le soufre*, déterminer les *qualités exigées pour l'embouteillage et l'emploi à domicile* de ces eaux minérales, essayer de résoudre *la question de l'isotonie pour l'utilisation possible de celles-ci en injections hypodermiques* et s'initier, enfin, à doter les stations d'un outillage perfectionné, basé sur les découvertes ainsi acquises et permettant de prescrire une cure sulfureuse sous une forme plus scientifique : peut-être, peut-on concevoir, dans cet ordre d'idées, des *injections hypodermiques gazeuses d'H²S* ou des appareils de pulvérisation mesurant le débit de ce gaz.

Ces recherches devraient porter aussi sur les préparations commerciales de soufre colloïdal ; bien définir les caractères de celui-ci pour éviter toute fraude thérapeutique, voir s'il présente les propriétés physico-chimiques et biologiques que l'on reconnaît habituellement aux colloïdes (grains ultra-microscopiques, mouvement brownien, propriétés optiques, électriques, pouvoir catalytique, coagulation par les électrolytes, etc...)

VII

RECHERCHES CLINIQUES

La plupart ont été indiquées déjà et devront marcher de pair avec les études expérimentales et physiologiques. Quelques autres pourraient être entreprises sans attendre la conclusion de ces dernières : *existe-t-il des anémies par insuffisance sulfurée ?* Signes chimiques et cliniques. Classification et étude des *maladies par carence sulfurée* et des *dystrophies sulfurées*.

BIBLIOGRAPHIE

I. — CHIMIE BIOLOGIQUE ET PHYSIOLOGIE

Amann. — **Les sulfo-éthers urinaires chez l'homme.** *Revue médicale de la Suisse romande*, 1903, p. 392.

Baumann et Herter. — *Zeitschrift f. Physiol.*, vol. 1.

Bergmann. — *Hofmeister's Beitr.*, vol. 4, p. 192.

Bernard (Cl.). — *Archives générales de médecine*, 5ᵉ série, t. 9, 1857.

Blauberg. — *Zeitschrift f. Biologie*, vol. 40.

Blumenthal. — *Arch. f. Physiologie*, 1901 et 1902.

Bonjean. — **Recherches sur les Eaux de Challes**, Chambéry, 1843.

Brioux et Guerbet. — C. R., 13 mai 1913, cités par Dʳ de Rey-Pailhade.

Brown-Sequard. — **Du Philothion.** *Arch. de Physiol. expérim.*, 1892, p. 612.

Desgrez. — *Chimie médicale.* Paris, J.-B. Baillière et fils, éditeurs, 1921.

Dumas (J.-B.), cité par Ferras. — **Etudes sur la fermentation alcoolique.**

Froshauer (de Vienne). — Cité dans la thèse de Jaulmes Sully. Expériences résumées par le Dʳ Salivas. « Du sulfhydral », Paris, 1898.

Fumouze. — **Spectres d'absorption.** Paris, 1871.

Furster et O'Connor, cités par Ferras. — (Voir ci-dessous.)

Gautier (Armand). — *Chimie biologique.*

Heffter (A.). — *Arch. f. ges. Physiol.*, t. 38, 1886, p. 476.

Hugounencq. — *Précis de chimie physiologique.* O. Doin, Paris, 1907.

Ischeilden. — *Pfluger's Arch.*, vol. 14.

JAULMES (Sully). — **Traitement de la diphtérie par le sulfure de calcium.** *Thèse*, Lyon, 1892.

LABBÉ (M.), cité par de Lavarenne. — *Presse médicale*, 11 juin 1904, et par Landouzy, *conférence faite à Ax au V. E. M.*, sept. 1903.

LABBÉ (H.) et VITRY. — **Les sulfo-éthers urinaires**, in *Revue de médecine*, 1906, et Paris, Masson, éditeur, 1908.

LABORDE. — *Tribune médicale*, année 1881, n° 691 et suivants.

LANE (W. Arbuthnot). — **Sur les transformations du soufre.** *Semaine médicale*, 13 déc. 1893.

LOEWY et NEUBERG. — *Zeitschrift f. physiol. Chemie*, vol. 43.

LUMIÈRE (A.) et CHEVROTIER. — *Communication à l'Académie des Sciences*, 18 octobre 1920.

LUMIÈRE (A.). — **Rôle des colloïdes chez les êtres vivants.** Paris, Masson, 1921.

MORACZEWSKY. — *Virchow's Arch.*, vol. 159.

MULLER. — **Les sulfo-éthers urinaires.** *Berl. Klin. Woch.*, 1887, p. 308.

MUNK. — *Virchow's Arch.*, vol. 69.

NOORDEN. — *Lehrbuch d. Pathologie des Stoffwechsels*, Berlin, 1893.

OTT. — *Zeitschr. f. klin. Mediz.*, vol. 50.

PORCHER. — **Les sulfo-éthers.** *C. R. Sté de biologie*, 1907.

PRESCH (W.). — *Arch. f. path. Anat.*, t. 119, 1890, p. 148.

RABUTEAU. — *Éléments de thérapeutique et de pharmacologie*, 1877.

REGENSBURGER. — *Zeitschr. f. Biologie*, t. 12, 1876, p 479.

REY-PAILHADE (J. de). — **Fonction de l'hydrogène sulfuré après l'ingestion de quelques médicaments.** *Thèse*, Montpellier, 1885. — *C. R. Académie des Sciences*, 11 juin, 2 et 16 juillet 1888, 18 février 1889. — **Résumé de nos connaissances sur le Philothion.** Toulouse, 1900. — **Oxydation du soufre libre pris par la bouche.** *Société de Thérapeutique*, 12 juin 1912. — **Rôle du Philothion dans le traitement par les eaux sulfurées.** Société de thérapeutique, 8 octobre 1913. — Plusieurs notes dans le *Bulletin de la Sté Française de Chimie*, *Bulletin de la Société de Biologie*, etc...

ROSENFELD. — *Charité Annalen*, vol. 27.

SALIVAS (A.). — **Du Sulfhydral.** Paris, *Institut. dosimétrique*, 1898.

SALKOWSKY. — *Virchow's Arch.*, vol. 159.

SELMI et POLLACI, cités par Ferras..

SIVEN. — *Skandin. Arch. f. Physiol.*, vol. 11.

TANGL. — *Pflügers Arch.*, vol. 104.

VAS (B.) et SEIJA SAVA, cités dans *Annales d'hydrologie*, 1896, p. 43. — **Action des eaux sulfureuses sur la digestion.**

VELDEN (Van). — *Virchow's Arch.*, vol 70.

VINCENT (J.) (de Challes). — **Contribution à l'étude de l'action physiologique des eaux sulfureuses**, in *Archives générales d'hydrologie, climatologie et de physicothérapie*, juin et juil. 1907.

WOHLGEMUTH. — *Z. f. phys. Chem.*, vol. 40.

WOHLER, cité par Suchard. — *Annales d'hydrologie*, 1902, p. 39. **Action des eaux sulfureuses.**

YVON (P.). — **Sur l'élimination du soufre et de la magnésie.** *Arch. de Physiologie*, t. 30, p. 304, 1898.

II.   SOUFRE COLLOÏDAL

ARNAZAN et MONGOUR. — *Précis de Thérapeutique*, t. 1, p. 234.

BORY (Louis). — **Sur l'introduction du soufre dans l'organisme par la voie sous-cutanée.** *C. R. Soc. Biologie*, t. 63, p. 512, novembre 1907.

BOUVEYRON. — *Gazette des Hôpitaux*, 30 avril 1914. **Le soufre colloïdal dans le traitement mercuriel de la syphilis.**

CARNOT (P.). — *C. R. Soc. Biol.*, t. 70, p. 943, 1911.

CAWADIAS (A.). — **Contribution à l'étude du soufre colloïdal.** *Journal des Praticiens*, n° 39, sept. 1917.

DEBUS (H.). — *Journ. chem. Soc. Transact.*, t. 53, pp. 278-357, 1888.

DELAHAYE et PIOT. — **A propos de l'introduction du soufre sous la peau.** *C. R. Soc. Biologie*, t. 63, p. 601, 7 décembre 1907.

DUHAMEL (B.-G.). — Note présentée par G. Bohn à la *Sté de Biologie. C. R.* séance du 17 mai 1910, t. 82, p. 508. **« Une réaction biologique du soufre colloïdal. »**

DUHAMEL, L. LÉPINAY et E. LÉPINAY. — **Le soufre colloïdal. Propriétés biologiques.** *Revue de pathologie comparée*, 4° 87, novembre 1912.

DUPRÉ. — **Le soufre colloïdal et ses applications thérapeutiques.** *Journal de Médecine de Paris*, t. 34, p. 331, 30 avril 1914.

ENGEL. — **Sur deux nouveaux états du soufre.** *C. R. Académ. Sciences*, t. 112, p. 866, 1891.

FLEIG (C.). — **Le soufre en nature, insoluble, colloïdal ou à l'état naissant en injections sous-cutanées et intra-veineuses.** *C. R. Soc. Biologie*, t. 63, p. 625, 7 décembre 1907.

Izar (G.). — **Action du soufre colloïdal sur le sarcome du rat.** *Patologica*, t. 4, avril 1912, cité par Duhamel et Lépinay,

Jeanneney (G.). — **Les injections intra-veineuses de soufre colloïdal dans le traitement du rhumatisme articul. chronique.** *Progrès médical*, n° 16, avril 1917, p. 134.

Lobry de Bruyn. — **L'état physique de substances insolubles dans l'eau formées dans un milieu de gélatine.** *Rec. trav. chimiques Pays-Bas*, t. 19, p. 236, 1900.

Loeper et Vahram. — **Les injections intra-veineuses de soufre colloïdal dans le rhumatisme articulaire aigu.** *Bulletin de la Soc. Médicale des hôpitaux de Paris*, n°ˢ 26-27, juillet 1915, p. 643.

Maillard (L.-C.). — **Action du soufre colloïdal sur le métabolisme sulfuré. Contribution à l'étude de la sulfo-conjugaison.** *C. R. Acad. Sciences*, t. 152, p. 1583, 1911. — Idem., *C. R. Société Biolog.*, t. 70, p. 940, 1911. — Idem. *Journal de Physiologie et Pathologie générale*, t. 13, p. 800-824, 1911. — **Distinction du soufre colloïdal et du soufre coagulé.** *C. R. Soc. Biolog.*, t. 76, p. 624, 25 avril 1914.

Maillard (L.-C.) et Danlos. — **A propos de l'introduction dans l'organisme du soufre colloïdal.** *C. R. Soc. Biologie*, t. 63, p. 732, 1907.

Martinet (Alfred). — **Quand, pourquoi et comment il faut administrer le soufre colloïdal.** *Presse Médicale*, 3 juin 1914, p. 422.

Muller (E.) et Nowakowski. — *Ber. d. d. chem. Ges.*, t. 38, p 37779, 1905.

Raffo. — *Zeitschrift für Chemie der Kolloïde*, 1908.

Robin (A.) et Maillard. — **La nutrition sulfurée dans la thérapeutique. Traitement du rhumatisme chronique par le soufre colloïdal.** *Bulletin Acad. Médecine*, t. 70, 25 nov. 1913. — *Bulletin gén. de Thérapeutique*, t. 166, 30 novembre 1913. — *Journal des Praticiens*, t. 27, 29 nov. 1913.

Sabbatani. — **Azione farmacologica del solfo colloïdale.** *Arch. internation. de Pharmacodynamie et de Thérap.*, t. 18, p. 373, 1908. — **Toxicité du soufre colloïdal.** *Patologica*, 1ᵉʳ janvier 1913.

Telkès (M.). — **Le soufre colloïdal et ses applications thérapeutiques.** *Thèse*, Paris 1914.

III -- EAUX SULFUREUSES

N. B. --- Nous ne mentionnerons ici que les travaux se rapportant à la question générale du soufre ou à un point particulier signalé dans notre étude; il est impossible de citer toutes les monographies publiées sur les diverses stations sulfureuses.

AMEUILLE. --- *C. R. Académie de Médecine*, 1907, Gilbert rapporteur.

ANDRAL. --- **De l'action des eaux sulfureuses d'Eaux-Bonnes sur l'excrétion de l'urée.** *Annales d'hydrologie*, 1883.

ARMENGAUD. --- **Ozène et eaux sulfureuses.** *Gazette des Praticiens*, 15 sept. 1913. --- **Action physiologique des eaux sulfureuses de Cauterets.** *Mouvement Médical*, avril 1914. --- **Action des eaux sulfureuses sur la fonction hépatique.** *Presse Thermale*, 10 avril 1917. --- **Spécialisation des eaux sulfureuses des Pyrénées.** *Gazette des Eaux*, mai 1918.

ASTRIÉ. --- **De la médication thermale sulfureuse appliquée.** *Th.* Paris, 1852.

BARON. --- **Thérapeutique de l'inhalation d'Allevard.** *Annales de la Soc. d'hydrologie de Paris*, 8 janvier 1877 --- Idem. *Annales d'hydrologie*, 1886, t. 31.

BERLIOZ. --- **Note clinique sur le traitement de la syphilis à Uriage.** *Annales d'hydrologie*, 1884.

BERNARD. --- **Traitement hydrominéral des maladies des voies respiratoires.** *Annales d'hydrologie*, 1897.

BERTHIER, d'Amélie-les-Bains. --- **Rhumatisme chronique et cure sulfurée de la tuberculose pulmonaire.** *Une plaquette*, 1920, Amélie-les-Bains.

BERTIER (Louis). --- **De l'emploi des eaux sulfureuses dans le traitement de la syphilis.** *Thèse*, Paris, 1905.

BÉTOUS. --- **Traitement du rhumatisme blennorragique par les eaux sulfureuses.** *Soc. d'hydrologie*, Paris, 1902.

BRECILLARD. --- **De l'inhalation sulfurée.** *Ann. d'hydrol.*, 1886.

BYASSON. --- **Dosage des substances azotées de l'urine au point de vue hydrologique.** *Annales d'hydrologie*, 1884.

CARRON DE LA CARRIÈRE. --- **Voyage aux eaux minérales**, 1901. --- **Les eaux minérales dans le traitement de la syphilis.** *Presse médicale*, 12 août 1908. --- **Traitement des maladies des voies respiratoires des enfants aux stations thermales françaises.** Vigot, éditeur, 1911.

CATHELINEAU. — **Frictions mercurielles et bains sulfureux.** *Ann. Hydrol.*, 1895.

CREIGNON. — **Le soufre dans l'organisme humain.** *Journal de Médecine de Bordeaux*, 25 juillet 1921.

DANIEL. — **Colloïdes et Eaux minérales.** *Th.*, Paris, 1910.

DELFAU. — **Les Cures thermales**, 1897. — **Hygiène et thérapeutique thermales.** In *Bibliothèque d'Hygiène thérapeutique*, Paris, Masson, éditeur.

DESMOULIÈRE. — **Du rôle des eaux sulfureuses dans le traitement mercuriel.** *Arch. gén. de Méd.*, 1904.

DOYON. — **Uriage et ses eaux minérales.** Paris, Masson, 1884.

DRESCH. — **Cures intercalaires de la syphilis aux eaux sulfureuses.** *Congrès d'hydrologie de Liége*, 1898. — **Traitement thermal sulfureux de la syphilis.** *Congrès de Venise*, 1905. — **Salvarsan, mercure et eaux sulfureuses.** *Congrès de Madrid*, 1913.

DUFRÉNOY et MOLINÉRY. — **Barégine. Actions diastasiques.** *Soc. d'Hydrol.*, 3 mars 1919 et 8 déc. 1919.

DUFOURCAU. — **L'inhalation et le humage.** *Ann. d'Hydrol.*, 1889. — **Note sur la pulvérisation des eaux sulfureuses.** *Ann. d'Hydr.*, 1886.

DURAND-FARDEL (Max). — **La goutte et les eaux sulfurées.** *Ann. d'Hydr.*, 1888. — **Des transformations successives des eaux sulfurées sodiques.** *Ann. Hydr.*, 1889.

DURAND-FARDEL (Ray.). — **Les cures hydro-minérales sulfurées pour les syphilitiques.** *Presse médicale*, 17 janvier 1918.

FAIVRE. — **Le humage à Luchon.** *Rennes médical*, n° 13, 1917.

FAURE (Maurice), cité par Dr Lamarque. — *Gazette des Eaux*, 7 février 1914.

FERRAS. — **La médication sulfurée.** O. Doin, Paris, 1898.

FERRAS (J.). — **Recherches sur la nutrition chez les syphilitiques par l'analyse des urines.** *Th.*, Paris, 1901. — **Traitement des syphilitiques aux eaux sulfureuses.** *Société médecine*, Paris, 1902.

FLEIG (C.). — **Les eaux minérales milieux vitaux.** Maloine, Paris, 1909.

FLORAND (A.), FRANÇOIS (M.), FLURIN (H.). **Les bronchites chroniques. Leur traitement.** Paris, Masson, 1913.

FLURIN (H.). — **La débilité bronchique. Son traitement par les eaux sulfureuses.** Comm. à la Soc. d'Hydr. in *Gazette des Eaux*, 25 avril 1914. — **De l'action générale des eaux sulfu-**

reuses dans la thérapeutique des bronchites chroniques. *Gazette des Eaux*, 31 janvier 1914.

FOUCAUD (J.). — **Colloïdes et eaux minérales.** Comm. à la Soc. d'Hydrol. in *Gazette médicale de Paris*, 1ᵉʳ août 1910.

FRÉBAULT. — **Le humage à Bagnères-de-Luchon.** Imprimerie Sarthe, Luchon, 1890.

FRENKEL. — **Sur l'ionisation des eaux minérales.** *Soc. d'Hydr.*, novembre, 1907.

GARRIGOU. — **Monographie des Pyrénées,** 1877. — **Etat colloïdal des métaux dans les eaux minérales.** In *Gazette des Eaux*, 1904. — **Sulfuration respective des principales sources sulfureuses.** *Gazette des Eaux*, 28 mai 1908.

GAUCHER. — **Le traitement général de la syphilis.** *Revue franç. de méd. et de chirurgie*, n° 17, 1919.

GIGOT-SUARD. — **Recherches sur les effets physiologiques de l'eau de la Raillière à Cauterets.** Paris, 1863. *Ann. d'hydr.*, 1868.

GOT. — **Traitement des dermatoses par les eaux sulfureuses.** Soc. d'Hydrol. in *Gazette des Eaux*, 7 février 1914.

GRAUX (L.). — **Application de la cryoscopie aux eaux minérales.** Paris, 1905.

ISCOVESCO. — **Présence de colloïdes dans les eaux minérales.** *Presse médicale*, 1905, n° 83.

LAJAUNIE. — **Les eaux sulfureuses en oto-rhino-laryngologie.** *Thèse*, Paris, 1898. G. Carré et Naud, éditeurs.

LANDOUZY. — *Conférence faite au V. E. M., à Ax,* le 3 septembre 1903.

LAVARENNE (de). — **Syphilis et eaux sulfureuses.** *Ann. Hydr.*, 1897. — **Prophylaxie et traitement de la surdité.** *Presse médicale*, 11 et 15 juin 1904.

LE JUGE DE SEGRAIS. — **Du humage à Luchon.** Luchon, librairie Sarthe, 1892.

LERMOYEZ. — **Les eaux minérales françaises en oto-rhino-laryngologie.** In *Gazette des Eaux*, 20 janvier 1912.

LEUDET. — **Les bronchitiques goutteux aux Eaux-Bonnes.** Paris, 1880. — **Sur la prétendue action congestive des eaux sulfureuses.** *Ann. d'Hydr.*, Paris 1890.

LOEPER, BERGERON et VAHRAM. — **Communication à la Soc. Médicale des hôpit.,** 26 janvier 1917, cités par Durand-Fardel, in *Gazette des Eaux*, avril 1918.

MORDAGNE. — **Traitement hydrominéral et chirurgical associé des fistules osseuses à Amélie.** *Gazette des Eaux*, mars 1918.

B.

MOLINÉRY. — **Syphilis et nutrition sulfurée.** Paris, Maloine, 1915.

MOLINÉRY et DUFRÉNOY. — **Contribution préliminaire à une nouvelle étude de la barégine.** Barèges, 1919.

MOUREU (Ch.) et BIQUART. — *C. R. Acad. des Sc.,* nov. 1904-1906.

MOUREU et LEPAPE. — *C. R. Acad. Méd.,* 30 mars 1909.

PARREL (G. de). — **Crénothérapie sulfureuse,** en collaboration avec Drs FLURIN et VINCENT. In *Précis de Thérapeutique O. R. L.,* Paris, 1921, Maloine.

PARREL (G. de) et J. VINCENT. — **Les cures sulfureuses en O. R. L.** In *Evolution médico-chirurgicale,* mai 1921.

PATISSIER. — **A propos du humage.** *Ann. d'Hydrol.,* t. 4.

PRADAL (L.). — **Traitement des dermatoses par les eaux sulfureuses.** *Th.,* Paris, 1921.

RÉNON (L.). — **Les cures hydro-minérales dans la tuberculose pulmonaire.** *Gazette médicale,* avril 1909.

RÓYER. — **Observation de goutteux traités à Challes.** *Ann. d'Hydrol.,* 1886, t. 33.

SÉE (P.). — **Les oxydases des eaux minérales.** *Gaz. des Eaux,* 3 janvier 1907.

SENAC-LAGRANGE. — **Sur les maladies de peau les plus communes aux eaux sulfureuses.** *Annales d'hydrol.,* 1903.

SCHULTZ et STRUBING, cités par Ferras.

SUCHARD. — **Action des eaux sulfurées.** *Ann. d'hydrol.,* 1902.

VINCENT (J.), de Challes. — **Deux idées fausses relatives aux eaux sulfureuses.** *La Clinique,* 16 juillet 1909. — **Le traitement thermal des hypertrophies du tissu limphoïde.** *La Clinique,* 28 juin 1912.

IV. — DIVERS

Action antiseptique de l'hydrogène sulfuré. FROSHAUER, cité dans la *Thèse* de S. JAULMES. Expériences de NIEPCE, PILATTE, VILLEMIN, BERTIER rapportées par ce dernier in *Gazette des Eaux,* juin 1919.

Action du soufre dans les maladies infectieuses. Historique très complet de l'emploi du sulfure de potassium et du sulfure de calcium, in *Thèse* de S. JAULMES. Emploi du monosulfure de calcium (Sulfhydral) dans grippe, suette, rougeole, scarlatine, variole, érysipèle par médecins homœopathiques; historique et observations dans *travail* du docteur SALIVAS. — USSHER. **Traitement des maladies infectieuses et des suppurations par l'usage interne du sulfure de calcium.** In *Méd. Record,* septembre 1909.

Action antianaphylactique des eaux sulfureuses. Discussion à la Société d'Hydrologie de Paris, 7 février 1921, in *Presse thermale et climatique,* 30 sept. 1921, et Société d'Hydrologie du 7 mars 1921, in *Presse thermale et climatique* du 30 nov. 1921.

Soufre en nature. Irrégularité de son absorption intestinale, expériences et résultats de REGENSBURGER, HEFFTER, W. PRESCH, P. YVON, rapportées in *Thèse* de TELKÈS, p. 40. — **Injections intra-musculaires d'huile soufrée,** BORY, in *Presse médicale,* octobre 1917. — **Procutine** (pommade à l'acide chrysophamique soufré) : présentation au nom de M. Brisson par le docteur BROCQ, à la *Société française de Dermatologie et de Syphiligraphie,* 1920. — C. FLEIG : **Le soufre en nature, insoluble, colloïdal ou à l'état naissant en injections sous-cutanées et intra-veineuses,** in *C. R. Société Biologie,* t. 63, 7 déc. 1907.

Dystrophies sulfurées et nutrition sulfurée. Analyses de BALLAND, de BAUMANN, de BRIEGER ; recherches du soufre dans la fièvre typhoïde, par A. ROBIN, etc., rapportées dans *Thèse* de TELKÈS.

Pratiques thermales. Inhalation. La *Thèse* de LAJAUNIE rapporte les travaux de PATISSIER, BREUILLARD, BARON sur ce sujet. Voir aussi NIEPCE : **Les douches pharyngiennes d'Allevard,** in *Ann. d'Hydrologie,* 1894. — RAUGÉ : **L'irrigation naso-pharyngienne,** 1889, du même. — **La pulvérisation à Challes,** 1903. — CHATIN. **Traitement intensif de la syphilis à Uriage,** Naud, 1904.

TABLE DES MATIÈRES

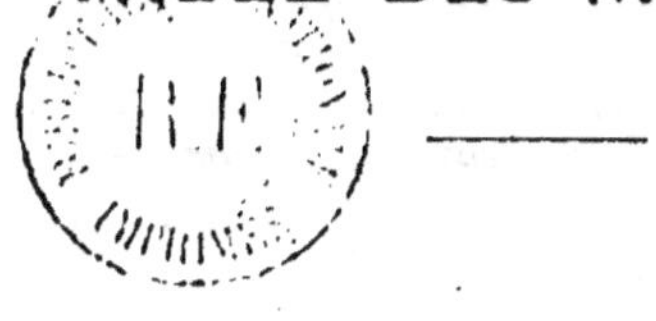

Troisième Partie. — PROGRAMME DE RECHERCHES SUR LE SOUFRE.

IMPRIMERIE
« L'UNION TYPOGRAPHIQUE »
VILLENEUVE-ST-GEORGES
(S.-et-O.)